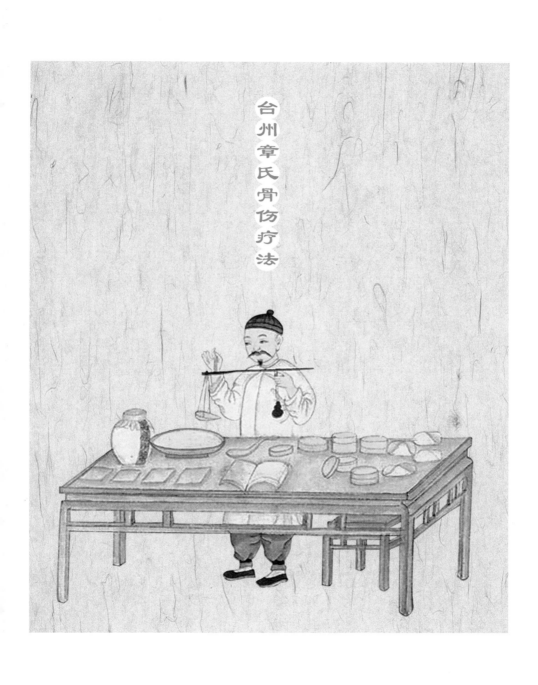

台州章氏骨伤疗法

台州章氏骨伤疗法

总主编 金兴盛

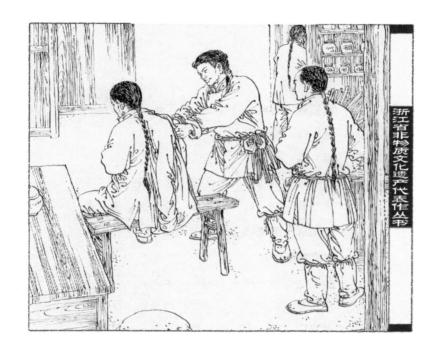

浙江省非物质文化遗产代表作丛书

浙江摄影出版社

章允志 章允刚 编著

总 序

中共浙江省委书记
省人大常委会主任　夏宝龙

　　非物质文化遗产是人类历史文明的宝贵记忆，是民族精神文化的显著标识，也是人民群众非凡创造力的重要结晶。保护和传承好非物质文化遗产，对于建设中华民族共同的精神家园、继承和弘扬中华民族优秀传统文化、实现人类文明延续具有重要意义。

　　浙江作为华夏文明发祥地之一，人杰地灵，人文荟萃，创造了悠久璀璨的历史文化，既有珍贵的物质文化遗产，也有同样值得珍视的非物质文化遗产。她们博大精深，丰富多彩，形式多样，蔚为壮观，千百年来薪火相传，生生不息。这些非物质文化遗产是浙江源远流长的优秀历史文化的积淀，是浙江人民引以自豪的宝贵文化财富，彰显了浙江地域文化、精神内涵和道德传统，在中华优秀历史文明中熠熠生辉。

　　人民创造非物质文化遗产，非物质文化遗产属于人民。为传承我们的文化血脉，维护共有的精神家园，造福子孙后代，我们有责任进一步保护好、传承好、弘扬好非物质文化遗产。这不仅是一种文化自觉，是对人民文化创造者的尊重，更是我们必须担当和完成好的历史使命。对我省列入国家级非物质文化遗产保护名录的项目一项一册，编纂"浙江省非物质文化遗产代表作丛书"，就是履行保护传承使命的具体实践，功在当代，惠及后世，有利于群众了解过去，以史为鉴，对优秀传统文化更加自珍、自爱、自觉；有利于我们面向未来，砥砺勇气，以自强不息的精神，加快富民强省的步伐。

党的十七届六中全会指出，要建设优秀传统文化传承体系，维护民族文化基本元素，抓好非物质文化遗产保护传承，共同弘扬中华优秀传统文化，建设中华民族共有的精神家园。这为非物质文化遗产保护工作指明了方向。我们要按照"保护为主、抢救第一、合理利用、传承发展"的方针，继续推动浙江非物质文化遗产保护事业，与社会各方共同努力，传承好、弘扬好我省非物质文化遗产，为增强浙江文化软实力、推动浙江文化大发展大繁荣作出贡献！

（本序是夏宝龙同志任浙江省人民政府省长时所作）

前　言

浙江省文化厅厅长　金兴盛

要了解一方水土的过去和现在，了解一方水土的内涵和特色，就要去了解、体验和感受它的非物质文化遗产。阅读当地的非物质文化遗产，有如翻开这方水土的历史长卷，步入这方水土的文化长廊，领略这方水土厚重的文化积淀，感受这方水土独特的文化魅力。

在绵延成千上万年的历史长河中，浙江人民创造出了具有鲜明地方特色和深厚人文积淀的地域文化，造就了丰富多彩、形式多样、斑斓多姿的非物质文化遗产。

在国务院公布的四批国家级非物质文化遗产名录中，浙江省入选项目共计217项。这些国家级非物质文化遗产项目，凝聚着劳动人民的聪明才智，寄托着劳动人民的情感追求，体现了劳动人民在长期生产生活实践中的文化创造，堪称浙江传统文化的结晶，中华文化的瑰宝。

在新入选国家级非物质文化遗产名录的项目中，每一项都有着重要的历史、文化、科学价值，有着典型性、代表性：

德清防风传说、临安钱王传说、杭州苏东坡传说、绍兴王羲之传说等民间文学，演绎了中华民族对于人世间真善美的理想和追求，流传广远，动人心魄，具有永恒的价值和魅力。

泰顺畲族民歌、象山渔民号子、平阳东岳观道教音乐等传统音乐，永康鼓词、象山唱新闻、杭州市苏州弹词、平阳县温州鼓词等曲艺，乡情乡音，经久难衰，散发着浓郁的故土芬芳。

泰顺碇步龙、开化香火草龙、玉环坎门花龙、瑞安藤牌舞等传统舞蹈，五常十八般武艺、缙云迎罗汉、嘉兴南湖掼牛、桐乡高杆船技等传统体育与杂技，欢腾喧闹，风貌独特，焕发着民间文化的活力和光彩。

永康醒感戏、淳安三角戏、泰顺提线木偶戏等传统戏剧，见证了浙江传统戏剧源远流长，推陈出新，缤纷优美，摇曳多姿。

越窑青瓷烧制技艺、嘉兴五芳斋粽子制作技艺、杭州雕版印刷技艺、湖州南浔辑里湖丝手工制作技艺等传统技艺，嘉兴灶头画、宁波金银彩绣、宁波泥金彩漆等传统美术，传承有序，技艺精湛，尽显浙江"百工之乡"的聪明才智，是享誉海内外的文化名片。

杭州朱养心传统膏药制作技艺、富阳张氏骨伤疗法、台州章氏骨伤疗法等传统医药，悬壶济世，利泽生民。

缙云轩辕祭典、衢州南孔祭典、遂昌班春劝农、永康方岩庙会、蒋村龙舟胜会、江南网船会等民俗，彰显民族精神，延续华夏之魂。

我省入选国家级非物质文化遗产名录项目，获得"四连冠"。这不仅是我省的荣誉，更是对我省未来非遗保护工作的一种鞭策，意味着今后我省的非遗保护任务更加繁重艰巨。

重申报更要重保护。我省实施国遗项目"八个一"保护措施，探索落地保护方式，同时加大非遗薪传力度，扩大传播途径。编撰浙江非遗代表作丛书，是其中一项重要措施。省文化厅、省财政厅决定将我省列入国家级非物质文化遗产名录的项目，一项一册编纂成书，系列出版，持续不断地推出。

这套丛书定位为普及性读物，着重反映非物质文化遗产项目的历史渊源、表现形式、代表人物、典型作品、文化价值、艺术特征和民俗风情等，发掘非遗项目的文化内涵，彰显非遗的魅力与特色。这套丛书，力求以图文并茂、通俗易懂、深入浅出的方式，把"非遗故事"讲述得再精彩些、生动些、浅显些，让读者朋友阅读更愉悦些、理解更通透些、记忆更深刻些。这套丛书，反映了浙江现有国家级非遗项目的全貌，也为浙江文化宝库增添了独特的财富。

在中华五千年的文明史上，传统文化就像一位永不疲倦的精神纤夫，牵引着历史航船破浪前行。非物质文化遗产中的某些文化因子，在今天或许已经成了明日黄花，但必定有许多文化因子具有着超越时空的生命力，直到今天仍然是我们推进历史发展的精神动力。

省委夏宝龙书记为本丛书撰写"总序"，序文的字里行间浸透着对祖国历史的珍惜，强烈的历史感和拳拳之心。他指出："我们有责任进一步保护好、传承好、弘扬好非物质文化遗产。这不仅是一种文化自觉，是对人民文化创造者的尊重，更是我们必须担当和完成好的历史使命。"言之切切的强调语气跃然纸上，见出作者对这一论断的格外执着。

非遗是活态传承的文化，我们不仅要从浙江优秀的传统文化中汲取营养，更在于对传统文化富于创意的弘扬。

非遗是生活的文化，我们不仅要保护好非物质文化表现形式，更重要的是推进非物质文化遗产融入愈加斑斓的今天，融入高歌猛进的时代。

这套丛书的叙述和阐释只是读者达到彼岸的桥梁，而它们本身并不是彼岸。我们希望更多的读者通过读书，亲近非遗，了解非遗，体验非遗，感受非遗，共享非遗。

2015年12月20日

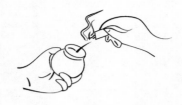

目录

序言 // PREFACE

　　路桥是个年轻的城市，但历史很久远，五千多年前的新石器时代就有先辈在这里繁衍生息。漫长的历史长河孕育了"十里长街"等一批优秀的文化遗产，产生了诸如灰雕艺术、路桥莲花、拷绢、民间气象谚语等一系列的非物质文化遗产。发源于黄岩，开花结果于路桥的章氏骨伤疗法是路桥非物质文化遗产中的瑰宝，也是目前路桥区唯一的国家级非遗项目。

　　章氏骨伤疗法始创于清道光三年（1823年），传承至今已有一百九十二年，在正骨手法、中药内服外敷、杉树皮固定治疗风湿痹痛、骨折筋伤等骨伤科疾病方面具有独到之处。章氏七代行医，名医辈出，悬壶济世，其独特的骨伤治疗技艺和沉淀的传统文化内涵，值得我们大力传承和推广。

　　中医药是祖国医学的珍贵遗产，也是中华优秀传统文化的重要载体。近年来，国家非常重视中医药非物质文化遗产保护传承工作，出台了《关于扶持和促进中医药事业发展的若干意见》《中医药健康服务发展规划》等一系列的扶持政策，在梳理中医学术流派特色，加强中医药文物、古迹的保护利用和传统中医药文化基地建设等方面提出了明确要求。为了推进中医药非物质文化遗产保护传承工作，近年来，路桥区委、区政府高度重视中医药非物质文化遗产的挖掘和保护，将其作为一项长期任务来抓，建立完善了中医药非物质文化遗产的普查、挖掘、保护和传承体系，特别在章氏骨伤疗法的保护、传承与发展工作方面，多次组织人员考察其主要传承基地台州章氏骨伤医院，与传承人进行面对面深入交流，汇编资料，建宗立卷，为开展"非遗"保护传承工作提供科学依据，为推动路桥区非物质文化遗产绽放光彩提供了有力保障。

本书完整、生动、准确地展现了章氏骨伤疗法的全貌和价值，对章氏骨伤疗法的保护与传承具有一定的意义。我们希望以此书为起点，深入挖掘整理更多优秀的本土非物质文化遗产，让章氏骨伤疗法为代表的路桥"非遗"在新时期焕发活力，为我国辉煌灿烂的中医药文化增添靓丽的色彩！

潘建华

2015年11月17日

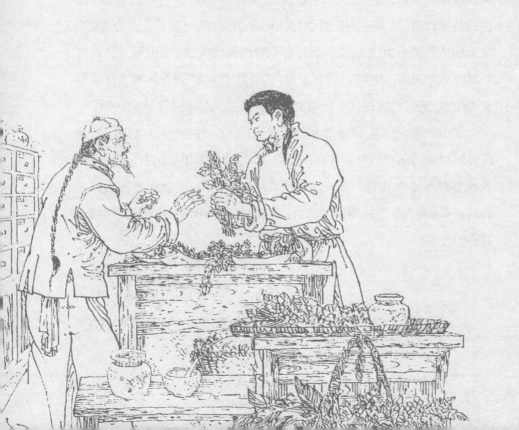

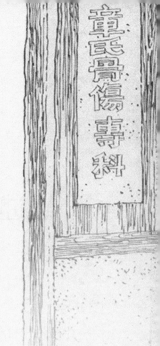

一、概述

一、概述

中医骨伤科源远流长，早在公元前16世纪的甲骨文中就有关于骨折的描述。中医骨伤科学成形于战国、秦汉时代，发展于隋唐宋元，兴盛于明清。从《黄帝内经》到《伤寒杂病论》，从第一部骨伤科专著《仙授续断秘方》到《世医得效方》，从《正体类要》到《医宗金鉴》，智慧的中华民族创造了灿烂的中医骨伤科文化，为后世留下了无数传奇。中医骨伤科是祖国医学的重要组成部分，对中华民族的繁衍昌盛和世界医学的发展产生了深远的影响。但是，由于历史原因，许多传统瑰宝被埋没甚至失传，很多精华湮没于典籍之中、遗散于乡野之间，不为世人所知、不为社会所用，诚为可惜！到了现代社会，随着科技与生产力的全面进步，中医骨伤科也得到了系统的整理和长足的发展。

章氏骨伤科地处台州，始于道光三年（1823年），源于中原佛家，兼收并蓄道家和儒家的精华，历经七代的传承，已有近两百年的历史。章氏骨伤科随着社会经济、政治与文化的变革，也从分散的公立医院的骨科及个体门诊形式向专业的骨伤医院形式过渡。章氏骨伤科的发展，除在其原有体系中不断进步，在台州当地产生了一批有影响力的医生，第三代传人章玉堂发展总结出一套内外兼治的理、法、方、药，提高了疗效，减轻了病人痛苦，对软组织损伤施以独特的中草药和祖传的指法麻醉相结合的方法；施行伤科手术，采用中药（闹羊花、川草乌等）麻醉，或用蟾酥为主外搽皮肤麻醉。对创伤病人，则用儿茶煎汤冲洗清疮，用儿茶与蛋清调和外敷，用珍珠散生肌收口。第五代传人章显法创立了"万灵膏""八厘散""金疮定痛散"等，较早引进了X线射片机，同时开始吸收西方医学长处，融于传统骨伤科医学体系之中，临床治疗取得了一定的成绩。20世纪70年代以来，第六代传人章岩友率先在焦坑卫生院开展了四肢骨折内固定手术，中药内服外敷结合清创术治疗开放性骨折，内外兼治、中西医结合，有效地减少了患者骨折延迟愈合、治疗时间长、骨

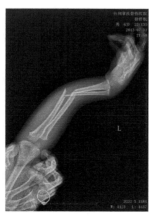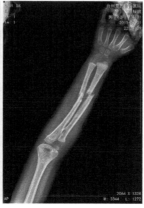

质疏松、肌肉萎缩、肌腱粘连、关节僵硬、畸形愈合等现象的发生。很多西医骨科认为必须切开复位内固定的近关节甚至是关

节内骨折，中医通过闭合手法整复，夹板外固定或经皮穿针固定（见图示），分期内外用药，早期进行合理的功能锻炼等方法治疗，取得了良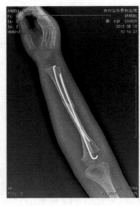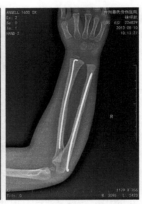好的疗效，既减轻了病人的痛苦，又减轻了经济负担。

随着社会的老年化、工种的改变，有颈肩腰腿痛、颈腰椎病、退化性骨关节炎、骨质疏松症的人群倍增，章氏骨伤科传统的治疗经验得到进一步发掘、整理与提高，逐步形成了一套有特色的治疗骨折、骨病与软组织损伤的新疗法。采用内服中药活血化瘀、理气软坚、清热利湿、祛风除寒、温经通络、益肾养阴诸法的运用，进行人体气血阴阳的整体状态和脏腑经络功能活动的调节，重视外用手法、针灸法治疗，对治疗起到了积极的综合效果。

从20世纪90年代国家允许社会资本开设医院到现今国家以各种形式鼓励民营医院的发展和积极保护中医的各项政策出台，章氏骨伤科的传人历经风雨、敢为人先、艰苦创业，在路桥、温岭、黄岩、临海、江苏等地开创骨伤医院五家，其中国家三级乙等和二级甲等医院各一家，总床位达1000张，成为浙江省规模较大的骨伤科医院之一，多项科研成果获省部级科技进步奖，在省内有了较高的知名度。2011年5月国务院将章氏骨伤疗法列入国家级非物质文化遗产名录，章氏骨伤科的发展迎来了春天，它必将更加茁壮成长，为浙江省健康事业做出更大的贡献。

[贰]自然地理与历史渊源

1. 自然地理与历史文化根基

"台州地阔海冥冥，云水长和岛屿青。"唐代大诗人杜甫写下的传神诗句，表达对台州的无限遐想。台州负山面海，气候温和，历史悠久，五千年前就有先民活动，三国时期便为中国主要出海口之一。台州正式建制于唐武德四年（621年），因境内天台山而得名。天台乃浙东名山，其山上应台宿，台星有三，故又别称三台。

清末名士喻长霖（黄岩焦坑人，与章氏骨伤科第三代传人章玉

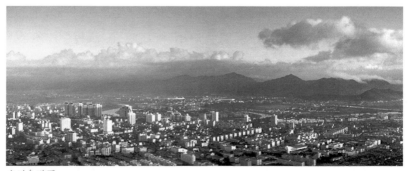

台州鸟瞰图

堂有交往）言："台郡六邑，天、仙多山，群峰翠叠，但土地贫瘠，民生艰辛；而余县皆兼临海，山珍海错，颇饶物产。"故台州地区很早就出现了"且农且渔且猎"的农耕经济和颇为发达的手工业。自古乡民登高劳作，捕猎打鱼，而民风尚武，常常因坠落、击打等多种因素导致筋骨损伤，且台州滨海，湿气重，容易引发关节风湿痛等疾病。台州独特的自然地理与劳作方式为骨伤医学的发展提供了环境基础。章氏骨伤医学的发源地位于黄岩区焦坑镇江田村，正处在黄岩西部山区与县城的交通枢纽地带，水陆交通发达，山区乡民、县城居民与沿海渔民都可即日到达，对患者来说极其便利，同时也为章氏骨伤科提供了丰富多样的病例资源。

台州医学源远流长，上古就有医药方术记录，自秦汉以来发展犹速，盖因中原道家纷纷进入台州。天台桐柏山、玉真洞，黄岩委羽山、黄石山，临海括苍山、盖竹洞，都是著名的道家聚集胜地。道士在传播道教的过程中，也带来了医术，特别是催生了丰富的丹药方剂。道家传道，一般都从入山采药、救人济生、呼风服气、炼丹疗疾着手，所以"百姓方为之神服"，《委羽山志·总仙传》称："西汉青谷先生，尝修九息服气之道，师中元丈人于委羽山，后合炉火大丹，服之得仙。"最著名的当数东阳人赵炳在台州的传道行医，广泛流传于台州民间。赵炳因治疗疫病灵验，"百姓神服"，被章安令嫉恨杀害，却被民间奉为白鹤大帝，至今供奉。当时台州道家治病流传的仙丹妙药有

"金盘玉液""穴地枸杞""炉火大丹""括苍九华丹""脑黄玉液精"等。

在丹方发展的同时，道家骨伤医学也在台州蓬勃发展，特别是西晋葛洪（曾于台州炼丹）撰写的《肘后救卒方》，后经梁代隐居台州的陶弘景于

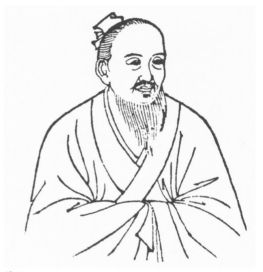

葛洪

公元500年增补为一百〇一篇，定名为《补阙肘后百一方》，成为中国骨伤医学的奠基之作。在《补阙肘后百一方》里，提出了许多骨伤科创新疗法，如骨折治疗。《外台秘要》卷二十九记载："肘后疗腕跌，四肢骨破碎及筋伤蹉跌方，烂捣生地黄敷之，以裹折伤处，以竹片夹裹之，令遍病上，急缚勿令转动，一日可十易，三日即差。"这是小夹板固定治疗骨折的最早记载。"取生栝楼根捣之，以涂损之，以重布裹之，热除痛之。"在应用竹片固定治疗骨折的同时，《外台秘要》也认为棉布包扎法亦有一定的固定作用，故提出"重布裹之"的固定方法，从中可以看出葛洪已认识到固定骨折断端是治疗骨折的关

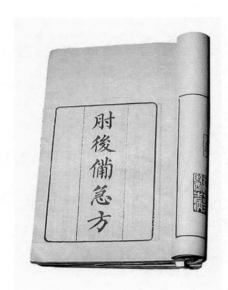

《肘后备急方》

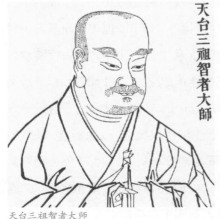

天台三祖智者大师

天台三祖智者大师

键，其治疗理念对骨伤科学影响深远。又如脱位治疗，《医心方》卷五记载："治卒失欠颌车磋张口不得还方，令人两手牵其颐已，暂推之，急出大指，或咋伤也。"这是葛洪首次运用牵引手法整复关节脱位，也是世界上最早的颞颌关节口腔内复位法，至今仍为临床普遍沿用。其他诸如创伤处理、针灸推拿、颅脑骨折等骨伤科常见手法都有记载，陶弘景还对《本草经》进行了集注，总结出不少伤科草药。此后，司马承祯、张伯端等人亦有发展。

至隋唐，智者大师在天台山创立佛教天台宗，倡导止观气功养生与经络导引，把佛家医学正式带入台州。中国佛家骨伤科博大精深，早在南朝宋齐释深道人所著《僧源药方》便有关于跌外伤损之处方用药，是中国佛教医学首论骨伤疾患之方书。释深还撰有《梅师方》《梅师集验方》，论骨伤颇多。至唐会昌年间，骨伤科大师蔺道人所撰《仙授理伤续断秘方》为佛家骨伤医疗奠定了坚实的基础。元代李仲南《永类铃方》记录了小夹板外固定治疗骨折，元代危亦林所撰《世医得效方》中也有不少方药出自《仙授理伤续断秘方》，其骨折整复技术也是在蔺道人的基础上发展的，如肩关节脱位的整复、骨折的固定技术、固定与活动相结合的治疗观点等，而在脊椎骨折和近关节部位骨折的治疗，以及麻醉用药的进步方面都有创新。

佛门历代高医辈出，如唐代蔺道人及其传人彭雯、昙宗、慧锡，宋代福居，元代石岩、宗发，明清时期智正、智淳，异远真人及其继承人江考卿、洪龙源、王瑞伯，湛举、湛化、淳济、寝勤、贞俊、侦绪等。

其中，最具代表性的是少林骨伤科学派。少林治伤起初仅在僧侣之间，以治习武所创或野兽所伤，佛教以慈悲为怀，广施医术以救人，从而使技击家兼治伤病，逐渐形成武术伤科。唐后历代军营中，多崇少林武术，如宋太祖的洪拳、岳武穆的岳家枪均源自少林，军中医家亦多属少林伤科，从而促进了少林伤科学派的形成。

少林伤科学派具有显著的特色，主要表现在内伤诊断、穴道

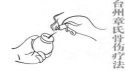

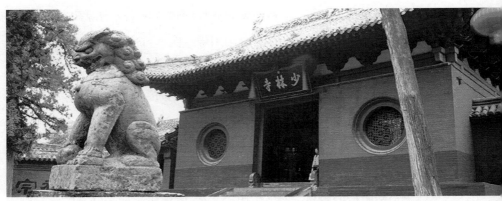

少林寺

论、伤科辨证等方面，而以异远真人创立之望眼治伤法最有特色。少林伤科倡导气血学说，以经络学说、子午流注为理论基础，创立了"血头行走穴道论"和"致命大穴论"。他们以经络气血传输为理论依据，以脏腑经络、穴道部位为辨伤基础，以独特的少林寺秘传内外损伤方、点穴疗法及正骨夹缚为治疗方法，形成了一套完整的少林伤科治疗体系。

　　台州骨伤科历代不乏名医，清代如天台赵廷海，以平生秘藏之少林伤方抄本，汇集成书，著有《救伤秘旨》。本书对伤科诊断用药，依照部位时日，伤势轻重，辨症治疗，甚为完备。又如黄岩沈国材，"字楚藩，国子监生，居坦头沈，娴技击，有胆略，得伤科手术于闽人。"坦头沈之伤科闻名四方者，将近百年，其伤科遗著，有徐佩华之《小云巢医书六种》，后附有《沈氏伤科·秘传》一卷，可以考据。然而，台州诸多伤科名医传承至今者渺渺，大多失传或沉寂，殊为可惜。

章氏故居坐落在橘乡黄岩焦坑风景秀丽的松岩山下。当地人杰地灵，民风淳朴。南北朝宋武帝永初年间即建岱石庙，民众多信仰佛教。黄岩亦是武术之乡，农耕后习武者众多，习武之人多略懂跌打损伤之技。

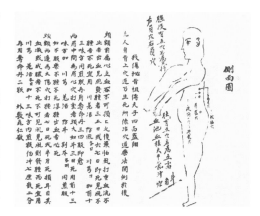

据《黄岩志》记载，清道光三年（1823年），黄岩焦坑乡江田村村民章正传为当地百姓疗伤，被黄岩西部山民们所传播，章氏骨伤科正

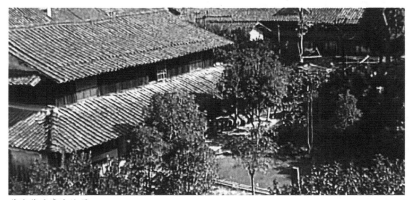

黄岩焦坑章氏故居

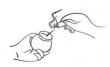

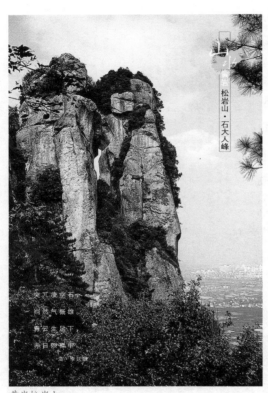

松岩山·石大人峰

交兀凌空右分
岿然气概雄
青云生甩下
赤日照眉中
清 孙诒麟

黄岩松岩山

式诞生。考章氏骨伤科渊源，据历代传人口传，章氏骨伤科起初传承于中原佛家伤科。相传，章正传在路上偶遇一位贫病交加的中原和尚，带他回家疗病，两人结为莫逆之交，病愈后，和尚将少林骨伤科精要毫无保留地一一传授给章正传。章正传在此基础上，根据台州骨伤特点，进行了改良创新，特别是利用黄岩山区大量的杉树资源，改小竹板、柳木板固定为杉树皮夹板，取得了更好的功效。后又于括苍山中修习道家骨伤医术，得麻醉古方与伤药秘方，融中原佛家骨伤科与台州道家骨伤科于一炉，遂自成体系，创立章氏独有疗法。随后，章氏骨伤科历代传人充分利用当地丰富的自然资源，吸收各派精华，与时俱进，大胆探索，勇于实践，不断总结创新，在手法正骨、手法理筋、手法复位、杉树皮夹板制作及外固定、中药内服、膏药外敷治疗骨伤疾病方面独树一帜，尤其手法复位达到"法施骤然人不觉，患者知痛骨已拢"的境界。

台州独特的自然地理环境与丰厚的骨伤科历史文化孕育了章氏骨伤科。通过历代传人的不懈努力，如今，作为台州最具代表性的传统骨伤医学流派，章氏骨伤科得到了传承与发扬，2015年列入国家级非物质文化遗产代表性项目，受到国家的重视和保护。

2. 历史渊源

章氏骨伤科源远流长，章氏骨伤科始创于清道光三年（1823年），至今已近两百年。在传承过程中形成了独特的治疗方法，在手法复位、杉树皮夹板的制作及外固定，中药内服、膏药和药膏外敷治疗骨伤疾病方面具有独到之处。

章氏骨伤科源自中原佛家，相传七代。章氏伤科章正传得僧人传授伤科，以外疗为主。清道光末年，章正传谢世，其子章如奎继承父业，在黄岩江田村开设保春堂伤科，悬壶济世。至第三代传人章玉堂，发展总结出一套内外兼治的理、法、方、药，提高了疗效，减轻了病人痛苦，人称"捉骨先生（捉骨是方言，即正骨的意思）"。对软组织损伤的治疗，以独特的中草药和祖传的指法麻醉相结合。施行伤科手术，采用中药（闹羊花、川草乌等）麻醉，或用蟾酥为主外搽皮肤麻醉。对创伤病人，则用儿茶煎汤冲洗清疮，用儿茶与蛋清调和外敷, 用珍珠散生肌收口。由于焦坑地处黄岩西乡进城的交通要道, 章氏治伤的声名渐渐被黄岩西部山民所传播, 直至邻县仙居、临海、乐清一带, 百姓中传颂"要正骨到焦坑"。第五代传人章显法幼年师从祖父章玉堂, 16岁独立行医, 1963年, 章显法被列为县级名中医。他独创"万灵膏""八厘散""金疮定痛散"等, 外用内服均具特效。20世纪60年代他组建成立澄江区第三联合诊所——焦坑卫生院。随着时间的推移, 章氏骨伤科在历史发展中不断求索创新, 兼收并蓄, 第五代传人章显法, 融合西医骨科技术, 使章氏骨伤科实现了从传统向现代科技的跃升, 当时台州六县的百姓慕名而来, 络绎不绝[1]。

20世纪末, 第六代传人及第七代传人在继承祖业的基础上将章氏骨伤科发扬光大, 创办了骨伤科专科医院, 成为浙江省规模较大的骨伤科医院之一, 多项科研成果获省部级科技进步奖。前卫生部长钱信忠题词: 弘扬章氏骨伤, 造福百姓健康。

[叁]特色疗法与主要价值

1. 特色疗法

章氏骨伤世家源于清道光年间, 经近两百年的传承与发展, 在"理、法、方、药"等方面形成了独特的疗伤体系。

在科学大发展时代, 在数代骨伤传承人的总结、完善、发展基

---

[1] 朱德明:《浙江医药通史》(近现代卷), 杭州:浙江人民出版社, 2013年, 第159页。

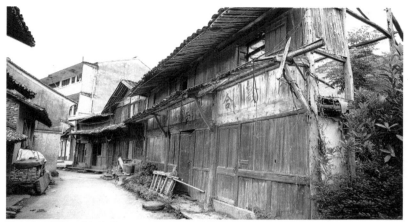

黄岩澄江区第三联合诊所旧址

础上,章氏骨伤科也不断融入现代医学知识并以此指导中医药的使用。章氏骨伤科用药理念同样根植于中医的整体观点,以四诊八纲为依据,对皮肉筋骨、气血津液、脏腑经络运行的生理病理关系加以分析,根据疾病的虚实、轻重、缓急以及患者的内在因素,用不同的治法实施正确的治疗。重视辨病辨经理论的运用,根据不同损伤的部位加入引经药,可促使药力作用于损伤部位加强治疗效果。

章氏骨伤疗法与时俱进,根据现代中药学药理知识,在理、法、方、药方面也形成了较为完善的体系。运用方药内服是章氏伤科治疗伤科疾病的重要手段之一,并且在骨折创伤、骨病、脊柱病等方面都取得了满意疗效。

注意整体观,重视内脏气血等关系,临证重视摸诊,是其最具

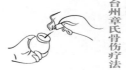

特色而又非常重要的诊断方法,强调通过手摸心会来了解筋、骨、关节的正常形态及损伤的部位、性质、大小、程度。

章氏骨伤针刺疗法在治疗伤科诸症中形成了自身的临证特色,注重多种针法并用,注重"治神",注重整体观念和全息理念,注重"辨证论治",注重"气""血""经""筋""骨"立体治疗,在骨伤科临床上取得了独特的疗效。

2. 主要价值

章氏骨伤以"术德并重"著称,章氏七代传人在行医实践中,逐步展现出别具一格的价值与魅力,这也是章氏骨伤疗法得以传承并发扬光大的主要原因。

医学价值

章氏骨伤讲究"理、法、方、药"相结合,注重整体观,临床总结出了"正骨八法"等手法体系,一手法复位、点穴理筋,配合内外用药,辅以杉树皮夹板等特色用具,在骨折脱位、筋伤、风湿痹痛等骨伤疾病方面独树一帜,具有疗效好、康复快、费用低等特点,有着重要的医疗实用和研究价值。

精神价值

章氏历代传人都十分重视医德医风,提出"术学正骨,先学正人"的理念,以"仁和清正,精术济世"为行医传承的指导思想,法之所施要求"安神定志、法正术柔"。从第一代章正传开始,就把

"德"放在第一位，对贫苦患者实施医疗救济，不敢取分文，为救治患者废寝忘食，甚至牺牲生命。章氏传人的美德故事至今被地方百姓口口相传，体现了"医者父母心"的精神实质，传承着"和合"精神。这些故事激励着章氏后人传承发扬优良的医德医风。

文化价值

章氏骨伤科源自中原佛家伤科，在佛宗道源的台州落地生根，又结合道家伤科、浙东山民民间疗法特点，其理念方法融合了"佛、道、儒"的哲学思想，内涵丰富，不断发展，具有很强的包容性。其善于博取众家之长，与时俱进，锐意革新，使传统医术至今保持鲜活的生命力，有着珍贵的文化研究价值。

台州章氏骨伤医院秉承章氏骨伤科的丰富遗产，以章氏第六代、第七代传人为学术带头人，在祖传医术的基础上，不断学习吸收和引进现代骨科领域先进的治疗技术，形成了一套中西医结合治疗骨伤疾病的治疗体系，并加大对文化内涵的挖掘与利用。

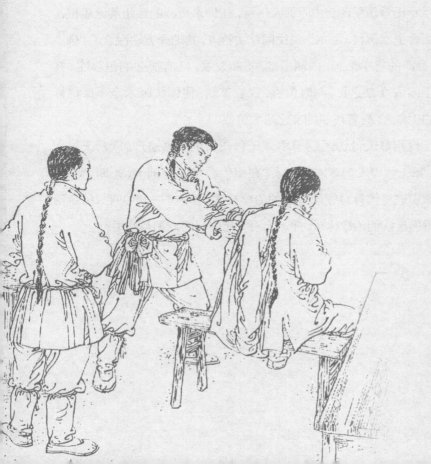

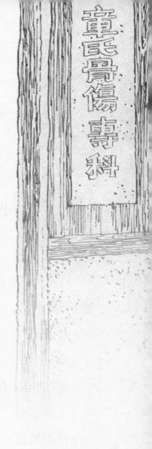

二、台州章氏骨伤疗法

二、台州章氏骨伤疗法

[壹]正骨手法

1. 概述

　　章氏骨伤疗法在治疗骨伤科疾病过程中手法尤为重要，手法治疗后辅以针法，配合中药的内服外敷等方法以提高疗效。章氏骨伤正骨手法形成了"安神定志、法正术柔"的治疗思想和特色鲜明的治疗骨折脱位正骨八法——手摸心会、拔伸牵引、旋转屈伸、端提挤按、摇摆触碰、夹挤分骨、折顶回旋、端托捺正，以及治疗筋伤的点穴理筋手法。章氏骨伤在手法诊治上强调"筋骨并重""内外皆治"，骨折复位后外敷章氏骨伤药膏，用杉树皮夹板固定。

　　手法治疗前后应始终贯穿"安神定志"。"安神"就是对施术者来说，要全神贯注于患者的病情，发恻隐慈悲之心，必须详尽了解患者的受伤机制、病史以及既往史，有明确的诊断。"安神"需要医者对心加强修持，要有医者、仁者之心，施术时要密切观察患者的反应，尽量减少患者可能产生的痛苦。"定志"就是对疾病要有明确的治疗目标。"定志"需要医者熟练地掌握伤病的病因、病机、病理，对治疗方法和预期的治疗结果要胸有成竹。

　　手法的施行应以"法正术柔"为操作的根本。医者需心中有法，掌握正确的、使病人痛苦最少的手法，才能法从手出。也只有正确掌握和熟悉人体正常的骨骼结构，以及经络筋脉的走向，才能更好地对伤科病症进行正确的诊断、施法和用药。《医宗金鉴·正骨心法要旨》"手法总论"中云："盖一身之骨体，既非一致，而十二经筋之罗列序属，又各不同，故必素知其体相，识其部位。"损伤病症，虽然以局部损伤最为常见，但因伤时轻重及所伤部位的不同，临床表现也错综复杂，临证时需要谨守整体观念，灵活、全面地进

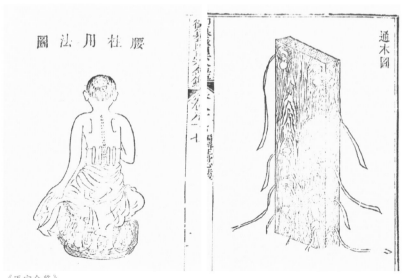

《医宗金鉴》

行治疗。《正骨心法要旨》："若元气素弱，一旦被伤，势已难支，设手法再误，则万难挽回矣，此所以审慎者也。"切忌施术过程中心生杂念，乱了章法，这样会导致施术无根，治疗效果不佳，甚至出现并发症。

"术柔"一是强调施术过程中医者要放松身体，切忌身体僵硬，使用蛮力，二是强调正骨是需要通过轻巧力、柔和力、渗透力来完成。轻巧力，即医患之间相互配合，医者用最小的气力、简便的手法矫正骨折、脱位及软组织损伤。章氏正骨手法主张用"巧劲"进行骨折的整复和脱位的复位，并巧妙利用"四两拨千斤"，达到顺势复位之效。柔，即柔和，温和而不强烈，柔力并非软弱无力，即使最轻柔的手法，也要求轻而不浮。渗透力要求手的力量要直达病处，使每一个手法都达到治疗的目的。骨折整复时掌握"子骨找母骨"的原则，与躯干相连的一段为"母骨"即断端近端，另一段则为"子骨"即断端远端。

"法之所施，使患者不知其苦，方称手法也。"在实施具体的正骨手法时，无论是整复骨折脱位还是治疗软组织损伤，都应视其病情，掌握好力度，避免用力过度，加重患处伤情。要做到手法准确，除了需要平时的刻苦训练和体会，还与治疗时精神集中密不可分，这样才能避免由于手法过重、过猛、过于生硬而造成局部肌肉、筋腱、经筋等软组织损伤。

章氏骨伤科在手法诊治上注重"筋骨并重"治疗骨折,不仅是为了使损伤的断骨恢复,也是为了恢复骨折后所伤的筋脉。在诊疗上"筋骨并重"对促进骨折的早期愈合以及患肢功能的早期恢复都有意义。

手法是治疗的一种外在体现,靠心,即"安神、定志、法正"来"施术"才是手法治疗的本质和核心。章氏骨伤疗法的手法是在"心"的导引下做的一种能量的输出。心手并用才能充分发挥手法的作用。《医宗金鉴·正骨心法要旨》"手法总论"中云:"机触于外,巧生于内,手随心转,法从手出。"以患者付出最小的痛苦来达到最佳的治疗效果。

2. 治疗骨折脱位之章氏正骨八法

(1) 手摸心会

摸法列为"八法"之首,《医宗金鉴·正骨心法要旨》中记载:"摸者,用手细细摸其所伤之处,或骨断、骨碎、骨歪、骨整、骨软、骨硬、筋强、筋柔、筋歪、筋正、筋断、筋步、筋粗、筋翻、筋寒、筋热,以及表里虚实,并所患之新旧也。先摸其或为跌扑,或为错闪,或为打撞,然后依法治之。"摸法列为"八法"之首,是为了解损伤的轻重及深浅,再结合其他诊察方法,为治疗提供诊断依据。摸法主要是通过医者之手,接触于患处,细细循摸。触摸时先轻后重,由浅及深,从远到近,两头相对。

（2）拔伸牵引

克服肌肉的痉挛与抗力，矫正重叠移位，恢复肢体长度。由两人沿骨折移位后的纵轴方向牵拉肢体，进行对抗牵引，把刺入骨折部位周围软组织内的骨折断端慢慢拔伸出来。而后，再按整复步骤改变肢体方位，用力牵引。

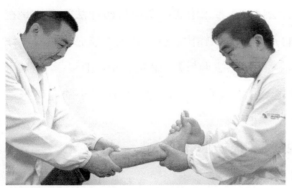

拔伸牵引

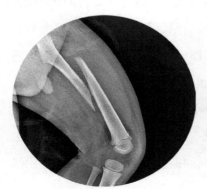

股骨骨折复位前

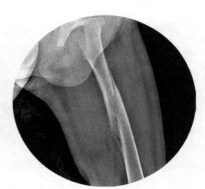

股骨骨折手法复位后

(3) 旋转屈伸

矫正骨折间的旋转与成角移位。靠近关节部位的骨折，有时牵引越重，成角畸形越大。单轴关节（只能屈伸的关节），只有将远骨折断端连同与之形成一个整体的关节远端肢体共同牵向骨折近端所指的方向，成角才能矫正，然后逆原骨折旋转移位方向旋转骨折远端，而后将关节屈曲（伸直性骨折）或伸直（屈曲性骨折）。

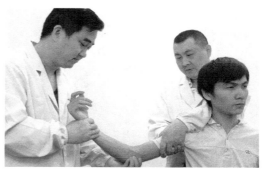

旋转屈伸

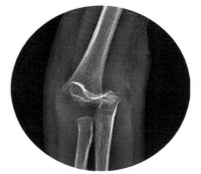

肱骨髁上骨折复位前

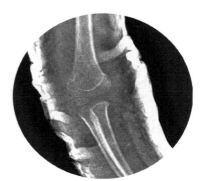

肱骨髁上骨折手法复位后

（4）端提挤按

应本着"轻者不重提，重者不轻提"的原则进行灵活治疗。矫正骨折断端间的侧方移位时，术者两手拇指按突出的骨折一端向下，两手四指提下陷的骨折另一端向上。端挤手法适用于内外侧侧方移位（或左右侧）。术者一手端正骨折一端，另一只手将向外突出的骨折另一端向内挤。

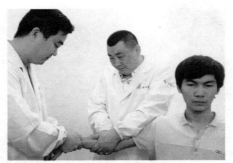

端提挤按

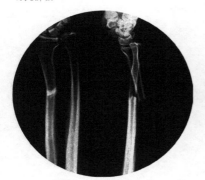

桡骨中下1/3骨折复位前

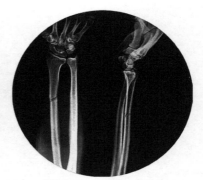

桡骨中下1/3骨折手法复位后

（5）夹挤分骨

尺桡骨骨折，骨折段因骨间膜或骨间肌的收缩而互相靠拢，复位时，应以两手拇指及食、中、环三指，由骨折的掌背侧夹挤骨间隙，使靠拢的骨折段各自分开。

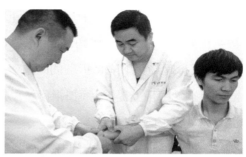

夹挤分骨

（6）折顶回旋

用于横断或锯齿形骨折。单靠牵引力量不能矫正重叠移位时可用折顶手法。术者用双手

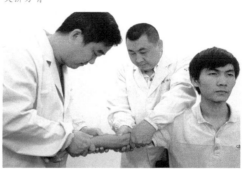

折顶回旋

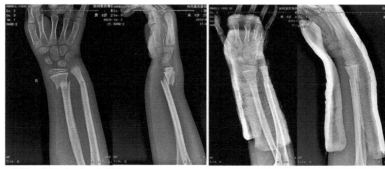

前臂双骨折 折顶回旋复位

拇指压突出的一端，另四指环抱骨折下限另一端，拇指用力向下挤按突出的骨折端，加大成角，当拇指感觉骨折断端已相顶时，进行反折，反折时环抱下陷骨折端的四指上提，拇指仍然用力将突抱下陷骨折端的四指上提，之后拇指仍然用力将突出的骨折端继续向下推。此法多用于前臂骨折。

回旋适用于骨折断端间背对背的移位。术者两手分别握住骨折远、近端，按原骨折移位方向逆向回旋使骨折断端相对合。

(7)摇摆触碰

经过一定的手法治疗，骨折已经复位，如横断或锯齿形骨折的断端间，可能有裂隙，为使骨折面紧密接触，术者可用双手固定骨折端，由助手在维持牵引下，稍稍左右摇摆骨折远端，而后术者轻轻上下提拉骨折部，感觉骨折断端间的裂隙逐渐变小并消失，说明断端已紧密吻合。

(8)端托捺正

关节脱位后，由助手固定住脱位肢体的近端，术者拇指及四指握住肢体的远端，由拇指用力牵引肢体远端，余四指及掌部将杵骨头托入臼穴，此法适用于下颌关节脱位。捺正

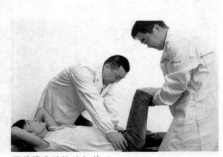

髋关节后脱位端托捺正

复位法在关节侧方脱位后，常须将关节屈曲或伸直，使关节间的解剖关系易于纠正脱位骨头的侧方移位。先将肢体屈曲或伸直，固定住关节近端，术者用两手拇指或手掌，将移位的桡骨头推挤回位。此法适用于肘、膝关节脱位。

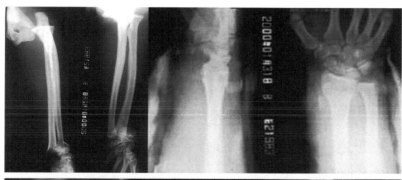

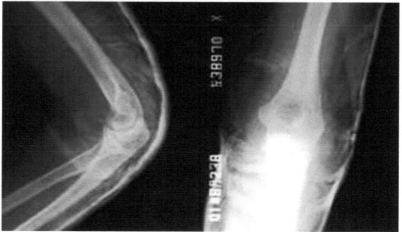

右肘关节位伴有桡骨远端骨折综合采用多种正骨手法复位

3. 治疗筋伤（软组织伤）之章氏点穴理筋十法

(1)筋伤概况

①筋伤按时间分类

凡伤后未超过半月者，无论伤情如何，均属新损伤。受伤后超过半月以上者，无论曾经治疗或未经治疗，均属陈旧性损伤。

②按受伤原因分类

岔伤：力之产生，必先以意行气，谓之运气。气运产力，气力和调，则能运用自如。如需大力，而运气不足，则不能完成使命。若只需小力，而运用力气太过，则必忍回余气，反作用于人体，此反作用能使组织受伤。其治疗以理筋顺气的方法为主，配合药物内服、外用或功能锻炼。

挫伤：窄小钝器接触人体之某一点，由外力和人体的重量的挤压所致。如肩荷重物，脚踩于小石子或砖瓦碎片之上，摁而致局部肿胀、疼痛，扪之有硬块者，即谓之摁伤。此伤无皮肤破裂，然其组织已失常态，瘀血结聚，宜用逐瘀散结之法治之。

闪伤：突然之间，人体由于闪躲外力的冲击，跳起落于地，或急行时踩于不平地面，而致关节及其周围组织受伤，称为闪伤。闪伤之后，关节附近疼痛、肿胀，功能受到限制。治疗以理筋、分筋活动关节为主，辅以内服外敷中药。

阴伤：遭受岔、摁、闪伤之后，没有很好地活动经络，疏通气血，日久凝聚于经脉之间，在经穴机窍处形成核块，疼痛酸胀。亦有人体为阴冷之风所吹或寒湿侵袭，未及时治疗，日久经穴机窍之处形成核块，亦称之为阴伤。此种核块，临床上可以检查出来，治法以点穴按摩为主。

以上诸伤各有所属：岔伤气，挫伤血，闪伤关节，阴伤筋。但在临床中，几种伤和症状往往同时出现。

③按中医病理变化分类

软组织损伤，除了具有疼痛肿胀及功能障碍等一些共同症状之外，还由于受伤的时间长短和六淫侵袭与外力冲击的情况不同，局部软组织可出现结节、肿块、凹陷、瘀斑等。

④按筋的性质分类

筋长：如失足内翻扭伤，踝关节外侧筋过分牵拉，发生筋的迟缓。如反复受伤，可导致踝关节不稳。

筋短：外伤后筋挛缩所致。

筋硬化：长久进行单一不变的体位操作，或受伤后经适当治疗，气血壅滞不行，久之则该部筋络发生硬化而引起疼痛及活动受碍。

筋出槽：于损伤后，局部筋脉脱离原来位置，且不自动恢复其原有位置。

筋移位：情况与筋出槽相仿，但能轻活动后自动恢复原来位置，或恢复不全。

筋绞：急剧外伤后，两筋交错紊乱。摸诊可触到条索状绞样物。

筋结：伤后软组织中的结节和肿块。

筋缩：与筋短症状相似，发病部位较筋短广泛，不限于关节部位。

筋软：外伤后部分肌群无力，不能随意运动（多因神经受损所致）。

筋萎：由于受伤后，长期未予治疗或治疗不当，或缺乏功能锻炼而引起的。

筋断：由于急剧拉伤或利器割伤导致筋断。

要用心体会，细心体察，久之就可以清楚分辨出以上各种筋伤情况。

(2) 理筋十法

治疗筋伤首先应当明确，要根据病情辨症以区别轻重缓急，选择合宜手法。章氏骨伤手法治疗筋伤法以点穴、理筋、分筋、弹筋、拨络、伸展、滚摇、升降、按摩、镇定、捏按等为主。

①点穴：以拇指（或食

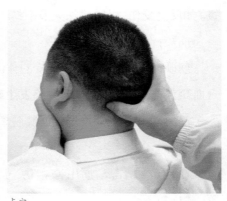

点穴

指或中指）深点受伤局部之穴位（亦可根据经络循行做远距离部位的点穴），或加镇定、按摩手法，根据需要而定。一般久伤主用按摩，新伤主用镇定，其作用在于通关开窍，以通定痛。

②理筋：根据部位不同，常以一手或双手的拇指（或拇、食二指，或食、中、环三指）自上而下或自下而上，保持按压深度，以平稳柔和的渗透力，缓缓移动，舒理其筋，不可中途松劲，以免作用不确实。作用在于调和气血，生力定痛，顺筋归位。

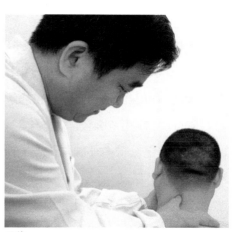

理筋

③分筋：用单手或双手拇指指尖（指甲勿过长或尖突，以免损伤患者皮肤）深压筋结之上，或按于压痛明显处。平稳按摩，约三十下，分筋时指尖不离开皮肤，随皮肤活动而上下，

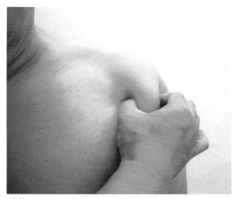

弹筋

移上时不用力，拖下时用力。此种手法，有助于解除筋结。

④弹筋：医者以拇、食二指或拇、食、中三指，用平稳的力量，将肌肉、肌腱或神经提起，然后迅速自拇、食两指之间弹出。能使血脉流畅，筋络宣通。

⑤拨络：是拇指与其他四指成相对方向，抓紧伤部附近不能提起的肌束或神经，拇指不动，其他四指与肌束成垂直的方向，施力左右拨动。作用在于振奋筋络，止痛解痉。

⑥伸展：应用范围较广，全身各关节均可使用。以肘关节为例，医者一手固定肱骨内外髁部，另一手握住腕部，以肘关节为中心，缓缓进行屈伸活动。

⑦滚摇：是配合升降用以内外旋转活动关节的一种手法。

⑧按摩：按者，以手往下抑之。摩者，谓徐徐揉摩也。

⑨镇定：点穴、理筋、分筋、弹筋、拨络等手法终结时，立即放松指劲，但静止不动，停留片刻。

⑩捏按：用于四肢部的辅助手法，手法完毕时，从上往下捏按。嘱患者放松患肢，医者拇指与其余四指

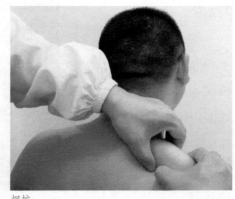

捏按

相对，平稳用力，自上而下，一松一紧，捏按筋肉，可促使血流通畅，经络舒展。

4. 手法训练

医家在长时间为病人治疗时，需要有良好的身体素质，章氏家族历代信奉佛教，尤为强调心身的训练，即心智和体魄的训练。强调禅、医、武结合，起到强身健体的效果。

应用手法治疗，医家最好有一定的内功力，练习易筋经或少林内功、太极拳等。在治疗疾病前，熟知身体中骨关节的结构和肌肉、肌腱等的分布情况，然后进行手法基本功的训练。运用如沙袋、枕头等器具训练，可在自己的身体上练习，也可在其他健康人体上练习。进行手法基本功的练习，达到熟练掌握、应用时得心应手，能大限度地运用手法治疗病症。

5. 手法十不治

极度不信赖中医手法者，急性传染病患者，恶性肿瘤的局部，局部皮肤病患者，脓肿和脓毒血症患者，骨关节结核的局部，推拿按摩后可引起出血的疾病，孕期妇女，年老体弱者，严重骨质疏松者，这十种情形一般禁用手法治疗，极个别情况下可以慎用。

6. 手法治疗病例

(1) 肩周炎 (肩部寒气凝聚)

王某，男性，54岁，机关干部，2009年5月13日来院就诊。主诉：

左肩疼痛四个多月,于四个多月前无任何外伤原因,突然感觉右侧肩部疼痛,且逐渐加剧,以至肩关节活动受到限制,左手外展上举困难、摸不到头,外展后伸均受到限制,每日穿脱衣服需人帮助。经理疗、针灸、按摩未见效。

检查:右肩外展70°。后伸反背,指尖仅触及腰椎三、四棘突处,云门、肩髃有压痛,三角肌发僵。

诊断:肩周炎。

处理:点穴按摩,取中府、云门、天府、臑俞、肩髃、尺泽、合谷诸穴,其中云门、肩髃、尺泽、合谷为其重点,做右手推摩、外展上举、肩关节旋转圆周运动,提捏、弹拨肩周冈上肌、肩后筋等肌肉、肌腱、神经。

内服中药,同时指导其进行荡臂练习等功能锻炼,每日三次,一次五十下。八日后疼痛较前减轻,肩关节活动有明显改善,外展增加90°,后伸反背指尖能触及第一腰椎棘。到就诊第十三天,嘱其行右臂大圆手运动,十五天能自己穿衣服,提重物时疼痛显著减轻。二十八天后,肩关节外展至90°,上举至130°,后伸反背指尖可触及第十二胸椎棘突部。四十五天后,肩部疼痛完全消失,活动范围与健侧一样。

分析:肩周炎常发生于45~55岁成年人,随着案前电脑工作等工种的变化此病有多发趋势,由感受风寒或寒湿,积久筋凝气聚而引起。病程可为数周、数月,甚至数年。肩部可有酸痛、钝痛、刀割样疼痛,有时向上臂部或肩胛部放射。以夜间和阴雨天气时为重。肩部筋络发僵,肩关节主动或被动外展与前举均受限制,多数是逐步加重,有时突然发作。肩部云门穴处有压痛,个别病例有时在肩胛骨上曲垣穴附近或臑俞穴部,可能找到痛点。此类疾病疗程较长,一般需一到两个月,就诊之初,需向患者说明,使其对治疗有信心。

(2) 急性腰扭伤

患者许某,男性,33岁,医生,于2013年9月16日因腰部疼痛影响工作生活五天来院就诊。五天前因搬花盆突然感到腰部剧痛,串至两小腿部,以左侧为重。腰部活动障碍,不能直立和下蹲,左腿抬举时腰部疼痛,行走不便。曾被某医院诊断为"腰椎间盘突出症"。检查:向前弯腰和后伸均明显受限,侧弯尚可,向左弯有痛感,腰眼部有明显压痛,左侧居髎穴至环跳穴间有一1cm×1cm大之筋结,压之剧痛且放射至左小腿,直腿抬高试验阴性。

诊断:急性腰扭伤。

处理:1. 自腰眼穴上部开始向下理筋至环跳穴镇定,如此重复两到三次;在居髎穴至环跳穴间筋结处分筋理筋;腰眼、居髎、环跳诸穴点穴;弹拨背筋、腰筋;最后下肢直腿拉筋。当时患者疼痛减半,能独自站立行走。手法隔日治疗一次。2. 每日早晚饭后口服章氏腰部损伤汤。一周重返工作岗位,患者略感腰部酸乏。两周后症状消失。

分析：抬物体时身体失去平衡，瞬间肌肉强烈的收缩和过度的牵扯而致腰闪筋扭、气血闭塞筋络。咳嗽、喷嚏疼痛加剧，患者腰部俯仰、侧弯活动均受到限制，行走时双手撑腰，身体倾斜。腰椎棘突旁膀胱经、腰眼穴、居髎穴附近有明显压痛，有时有筋结。轻者尚能行动；重伤者卧床不起，翻身困难。诊断时要排除骨折。

（3）踝关节扭伤

张某，男，19岁，网球运动员，2014年3月2日。主诉：右踝关节扭伤疼痛两天。两天前网球训练时右踝部扭伤，使足背内翻跖屈，只觉疼痛，仍坚持运动，两小时后踝关节肿胀明显，队医冰敷，推拿治疗疼痛未缓解。来院当天不能下地行走，下午来本院治疗。

检查：患者表情痛苦，扶双拐明显跛行，右足背和外踝部肿胀，按之凹陷，皮肤颜色正常，外踝前方有压痛和筋僵现象，关节活动轻度障碍，屈伸疼痛加重。

诊断：右踝关节扭伤。

处理：1. 点穴：阿是、丘墟、申脉、昆仑、商丘、解溪等穴，运用局部分筋理筋手法。每天一次。2. 外敷膏药、口服中药。第二天能弃拐行走，第五天局部肿胀消退，局部还有轻压痛。第七天肿胀全消，踝关节活动自如，重返训练运动。

分析：踝关节扭伤青壮年多见，和劳动运动有关。症状轻重不一，轻者局部出现疼痛、压痛、运动痛、跛行及轻度浮肿等；重者，伤后即出现肿胀（血肿及皮下瘀血）、剧痛及运动障碍，甚至不能着地行走等。如有骨折还能出现畸形。望诊：从肤色、肿胀程度及运动功能的障碍等，一般可以说明疼痛的轻重及损伤的程度。

问诊：1. 受伤当时的体位姿势（内翻或外翻）等情况。2. 自觉苦痛症状：疼痛的性质、肿胀的变化及功能受限情况。3. 曾否有其他治疗等处理。

摸诊：扭挫伤在摸诊方面的特点是"外肿而内乱"。内乱是指伤部周围之筋或有结聚，或有弛、缩，或软或硬，或凹或凸等现象。压痛明显处亦常与以上病变部位吻

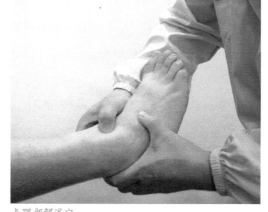

点踝部解溪穴

合，踝关节的压痛点多在踝之下方及前方。X线排除骨折。治疗以点穴、分筋理筋手法为主，药物、功能锻炼为辅。禁忌用凉水浸洗脚。

（4）肩关节脱位

患者张某，女，57岁，农民，2013年4月8日因跌倒致右肩疼痛、活动障碍一小时来院。一小时前行走时不慎跌倒，右手着地，被他

人扶起后感觉右肩部剧痛且右手不能外展、上举。检查：右肩部有"方肩畸形"，"杜加氏征"阳性，X片提示肩关节前脱位，肱骨大结节骨折、有移位。

诊断：肩关节脱位。

处理：通过拔伸牵引、端托捺正等手法复位。复位后患者即感疼痛缓解，右手能搭到左肩。X片复查肩关节位置良好，肱骨大结节已解剖复位。外敷章氏骨伤药膏，腋下放一棉花卷，绷带包扎固定患肩。一天后解除绷带，开始肩关节前后摆动活动，但禁止做肩关节外展动作。第七天做推磨动作。第二十一天外展45°动作。四十天后肩关节功能恢复正常。

分析：肩关节脱位是一种较常见的脱位，约占全身关节脱位50%，这与肩关节的解剖和生理特点有关，如肱骨头大，关节盂浅而小，关节囊松弛，其前下方组织薄弱，关节活动范围大，遭受外力的机会多等。肩关节脱

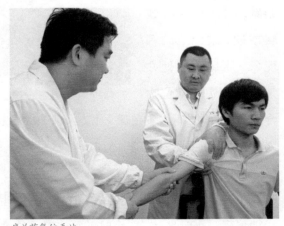

肩关节复位手法

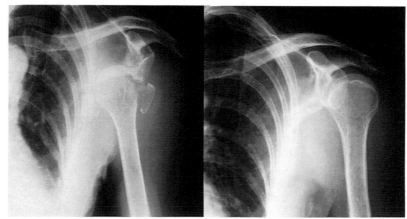

肩关节脱位复位前后

位时有明显外伤病史，在肩关节处能触知一个空虚的凹陷，锁骨下
和腋窝部可触知脱出的肱骨头。常伴有关节囊撕裂或周围软组织的
损伤，可能合并骨折，需检查有无并发关节附近的骨折。复位时应避
免加重损伤。

7. 杉树皮夹板固定技术

骨折脱位复位后使用杉树皮夹板固定。杉树皮夹板从选材到
固定都有严格的要求，形成了一套完善的选材、修整、制作、塑形等
杉树皮夹板制作流程。比起北方的木板制作的小夹板，具有取材方
便，简单实用，固定患肢后更加轻巧，可透X线的特点，利于早期功
能锻炼，在固定骨折时使用药膏具有消肿、固定、促进骨折愈合的
作用。

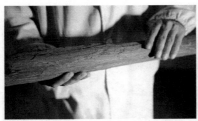

第一步：挑选杉树皮

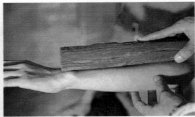

第二步：因形制器

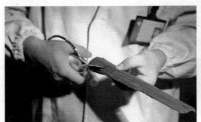

第三步：裁剪

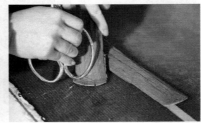

第四步：压边

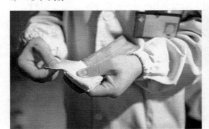

第五步：放置压力矫形垫

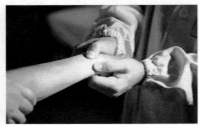

第六步：整骨

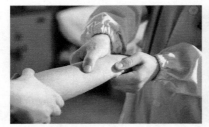

第七步：理筋

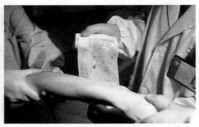

第八步：上药膏

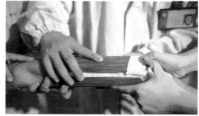

第九步：夹板固定

第十步：侧方夹板固定

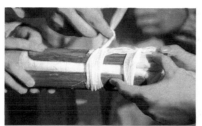

第十一步：绑扎固定

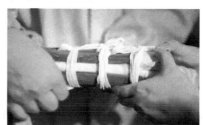

第十二步：绑扎固定

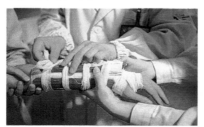

第十三步：检查松紧度

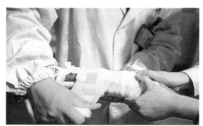

第十四步：保护夹板

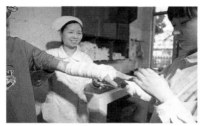

第十五步：检查血液循环、功能锻炼

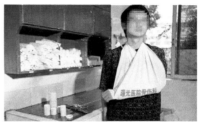

第十六步：三角巾固定

[贰]针刺疗法

1. 概述

针法是中医外治体系里重要的组成部分，成书于春秋战国时期的《黄帝内经·灵枢》，就深刻阐述了中医针刺疗法，所记载的"输刺者，直入直出，深内至骨，以取骨痹。""短刺者刺骨痹，稍摇而深之，针致骨所，以上下摩骨也。"描述了针刺治疗骨关节痛的方法。

由于生产工艺低下，我国古人多用砭石、石针、镵石。春秋战国时代随着炼金技术提高，石针已渐为金属针取代，并发展成九种形制（即《黄帝内经》所称"九针"）。还有竹针、陶针、金针、银

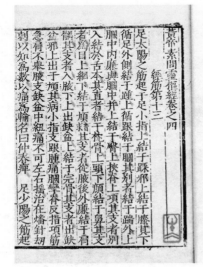
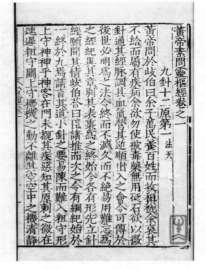

《灵枢》

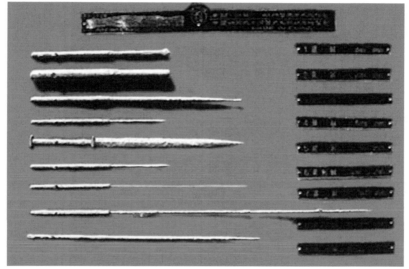

九针

针、铁针、钢针等，现今又有"新九针"、合金针、皮肤针、梅花针、揿针等。

我国中医经典著作《内经》和《难经》都特别重视针刺疗法，《灵枢·九针十二原》说"先立针经"，《素问·八正神明论》也说"先知针经"，均将《针经》放在重要位置。该书的针刺内容非常丰富，如输刺、远道刺、经刺、络刺、分刺、大泻刺、毛刺、巨刺、焠刺、偶刺、报刺、恢刺、齐刺、扬刺、直针、短刺、浮刺、阴刺、傍针刺、赞刺、半刺、豹文刺、关刺、渊刺、合谷刺等，异彩纷呈。

古代医家之所以偏重用针治病，除了他们针技不凡外，还与针刺疗效迅捷有关。《标幽赋》记载："高皇抱疾未瘥，李氏刺巨阙而复苏；太子暴死为厥，越人针维会而复醒。""肩井曲池，甄权刺臂痛而即射；悬钟环跳，华佗刺躄足而立行。秋夫针腰俞而鬼免沉疴，王纂针交俞而妖精立出。"《流注通玄指要赋》中说："以见越人治尸厥于维会，随手而苏；文伯泻死胎于阴交，应针而殒。"这些都生动形象地描述了古代医家运用针刺疗法治疗各种疑难杂症的过程。

章氏骨伤科在历代的传承发展中，也十分重视针法的运用，在多年的积累沉淀下逐渐形成了富有特色的理念，尤其在慢性筋伤、骨关节病、脊柱相关疾病的治疗过程中甚至起到关键性的作用。

章氏针法理念源于古针灸，随着现代医学发展，不断融入现代解剖、神经生理、筋膜理论、运动医学等原理，并根据骨伤不同病种的病理改变，充分发挥各种中医针具的优点并综合运用，如毫针、刃针、浮针、火针、圆利针、刺血、穴位埋线等，发挥循经取穴、辨证论治、全息诊治、气血筋同治等理念，治疗的适应证基本涵盖颈肩腰腿痛各病种，如颈椎病、肩周炎、腱鞘炎、网球肘、腕管综合征、腰椎间盘突出症、跟痛症、各种皮神经卡压等，取得了良好的临床效果。

2. 毫针

毫针以不锈钢为制针材料者最常用。毫针的规格主要以针

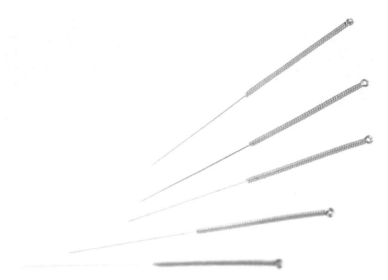

毫针

身的直径和长度区分。一般临床以粗细0.32～0.38mm和长度为
25～75mm最为常用。短针多用于耳针及浅刺,长针多用于肌肉丰厚
部穴位的深刺和某些穴位作横向透刺。

毫针刺激人体一定的腧穴,以调和气血、疏通经络,从而达到
扶正祛邪、防治疾病的目的。毫针刺法的适应证非常广泛,能治疗
内、外、妇、儿等科的多种常见病、多发病。章氏骨伤科对毫针的运
用主要体现在对经络气机以及脏腑功能的调理上。

(1) 章氏骨伤科治疗筋伤疾病的循经取穴规律

在伤科领域尤其筋伤疾病的治疗中,毫针取穴的定位和准确

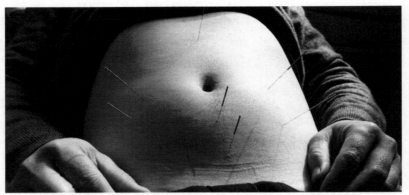

利用毫针调节脏腑功能

性至关重要，在正确的辨病取穴基础上往往能一针见效。《灵枢·官针》提出用"报刺"法治疗"痛无常处"，要针"病所"；《灵枢·经筋》对四季的各种痹症取穴，均"以痛为腧"。《素问·骨空论》记载治疗腘痛，要"刺痛上"。说明了治疗痹症"以痛为腧"的重要性，痛处往往也就是病灶所在之处。"痛"是古人对取穴的最原始朴素的认识，章氏骨伤科在筋伤疾病的诊治过程中进一步总结归纳了相关病症经络的反应点取穴经验。

章氏骨伤科认为身体某脏腑、组织的病变不光表现在"痛"，还可通过经络循行部位皮肤的色泽、瘀点、丘疹、脱屑、肌肉隆起、凹陷异常变化，通过医者手摸心会，感知经络所在筋膜等组织的压痛、过敏、隆起、软结、肿胀、硬结、热、凉反映出来，这些异常现象称之为"阳性点"，诊察经络、穴位的阳性点可助诊断。因此，从这种意义上说，治疗骨伤、筋伤疾患法无定穴，而根据具体经络的阳性反应点取穴。

比如老年人转筋，发生在小腿的即腓肠肌痉挛，俗称"小腿肚抽筋"，多见于中老年妇女，发作于夜间，现代医学多认为与寒冷、疲劳、缺钙有关。古代医家对此多有描述，如《诸病源候论·转筋候》："转筋者，由荣卫气虚，风冷气搏于筋故也。"《素问玄机原病式·六气为病》："外冒于寒而腠理闭密，阳气郁拂，热内作，热燥于筋，则转筋也。"《赤水玄珠·转筋》："寻常转筋，四时皆有，不因霍乱而发者，其发多于睡中，或伸欠而作。"章氏骨伤科认为此病为筋结瘀滞、气血运行不畅所致，仔细在足太阳膀胱经小腿、臀部走行处触摸可感知多处挛缩的筋结条索，通过毫针斜刺松筋可获得良效。

一位六十多岁的山村老妪，双大腿内侧夜间抽筋二十多年，并逐年加重，在家装了吊环，每晚睡眠中抽筋痛醒后

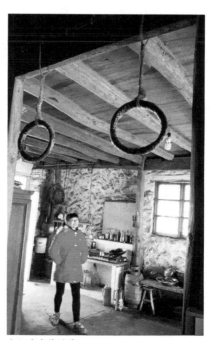

老妪家中装的吊环

必须拉吊环身体悬空甩双腿才能缓解，服用各种药物无效，痛苦不堪。通过大腿内侧循经取阳性点毫针松解筋结，两次而愈，可谓奇效，可见寻找和治疗"阳性点"的重要性。

　　"阳性点"不光存在于有病变的部位，更重要的是由于经络的存在，病痛会循经传变，远离病位的相关经筋都有可能出现阳性反

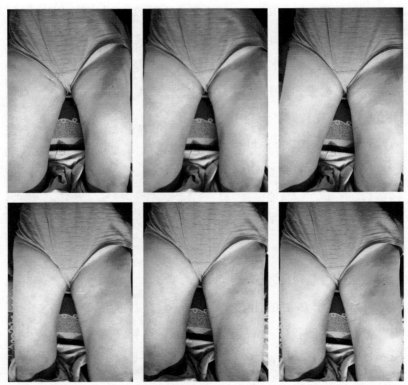

大腿内侧肝肾经走行处毫针松解筋结

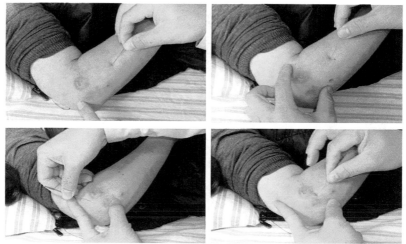

网球肘数年不愈，多次"封闭"治疗导致患处皮肤营养不良，通过松解筋结治疗治愈

应点，譬如肱骨外上髁炎，俗称"网球肘"，是常见的筋伤疾病，其中一部分患者接受多种治疗效果不佳，运用章氏骨伤科循经取阳性点理论，在手阳明大肠经循经处寻找筋膜阳性筋结点，使用针刺松解筋结后沉疴得愈。

又如许多下肢类似坐骨神经痛的病症，如果过度依赖医学仪器，临症一味依靠影像学检查，容易误将CT、磁共振上的检查诊断作为临床诊断治疗依据，导致误诊、误治，疗效不佳。而通过章氏骨伤科循经取阳性点理论，在坐骨神经疼痛区域分布的足少阳胆经和足太阳膀胱经上找寻阳性筋结点并利用针刺松解，则往往针起病除。

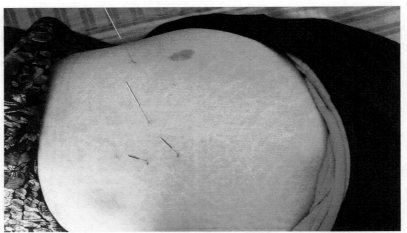

一例下肢麻痛患者，依据CT诊断"腰椎间盘突出"，治疗效果不佳。利用章氏骨伤科循经取穴原理松解臀部相应经络的筋结后治愈。

(2) 经络阳性点触按手法

通常以拇指腹或食指腹，轻轻抵触皮肤上下按抚并逐渐加压缓缓滑动，体会深层组织的敏感或压痛点、条状结节。

触摸到筋结点后可以结合压敏反应，局部因触按而产生的压迫感是正常的反应，敏感反应大致可分酸、胀、痛、麻几种感觉。酸楚感的自发出现，是经络发生气血虚弱的象征，但病情尚属轻浅；疼痛感是经气阻滞血瘀的现象，表示病情深重，并且还在继续发展；麻木感是经络失调、气血虚衰的表现，病情较诸痛感又深一层。几种敏感反应可以单独出现，亦可混合出现，但以混合发生的情况更为多见。指下的肌肤松软和坚实，松软为虚，坚实为实。

（3）经络阳性点的外形观察

有些经筋病变还可直接反映到外观上，对判定病症的性质有一定帮助，如局部组织的隆起与下陷，隆起的为实，下陷的为虚。

综上所述，任何经络、穴位，只要抓住其出现的异样物、敏感反应、外形改变中的一种，便可诊断为阳性穴位。此外，经络走行部位色泽的变异和温觉的差异，也应结合起来观察，可综合判断病症的阴、阳、虚、实、寒、热。

正如《素问·缪刺论》曰："疾按之应手如痛，刺之"；《素问·举痛论》："寒气客于背俞之脉……按之则热气至，热气至则痛止"；《素问·骨空论》曰："切之坚痛如筋者，灸之。"以上说的痛点、热感、舒适感、特殊感觉（或现象），均可作为治疗的穴位。

3. 刃针（小针刀）

小针刀是由金属材料做成的在形状上似针又似刀的一种针灸用具。是在古代九针中的镵针、锋针等基础上，结合现代解剖学原理而发展形成。小针刀疗法是一种介于手术疗法和非手术疗法之间的闭合性松解术，操作的特点是在治疗部位刺入深部到病变处进行切割、剥离等针法，以达到止痛祛病的目的，其适应证主要是软组织慢性损伤性病变和骨关节病变。

章氏骨伤科将之广泛运用于各种颈肩腰腿痛疾病当中，尤其是各种慢性肌筋膜病变、周围神经卡压、狭窄性腱鞘炎等。

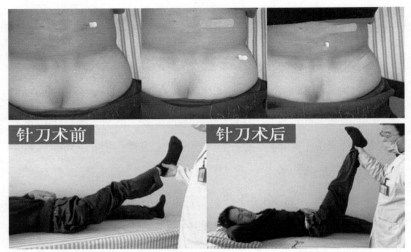

针刀术前　　针刀术后

腰椎间盘突出症患者经小针刀治疗后直腿抬高体征明显改善

腰椎间盘突出症是小针刀常见的适应证，特别是慢性经久不愈的酸、胀、紧等症状，效果尤佳。

上干型胸廓出口综合征是常见的周围神经卡压性病变，主要是组成颈神经上干的C5、C6神经根被异常的斜角肌等腱束卡压，引起颈肩部酸胀疼痛力弱等症状，易被诊为"颈椎病"，而通过小针刀针对性的松解斜角肌治疗可获得良好的疗效。

狭窄性腱鞘炎常见于手工操作频繁的中老年女性，发生在手指部位的也叫"弹响指"，是屈肌肌腱和腱鞘的水肿、增生、粘连和变性，使骨纤维管道狭窄，进而压迫本已水肿的肌腱。起病缓慢，初时，晨起患指发僵、疼痛，缓慢活动后即消失，随病程延长逐渐出现弹响伴明显疼痛,严重者患指屈曲,不敢活动。小针刀闭合松解腱鞘具有微创、痛苦小、恢复快等优点。

　　腕管综合征是中老年女性手麻的最常见病因,绝大部分为中老年手工业从业者及家庭主妇,与她们常年繁杂的手部劳作和接触冷

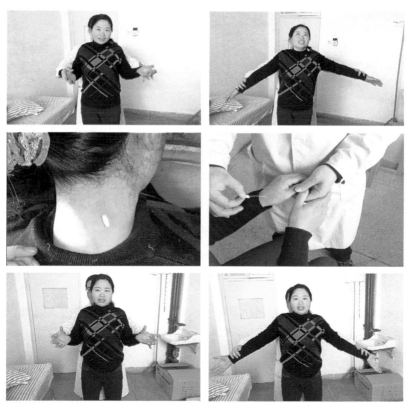

上干型胸廓出口综合征患者,其右上臂肌力较左侧减弱,小针刀治疗后肩外展、外旋肌力,上肢皮肤感觉功能即可改善

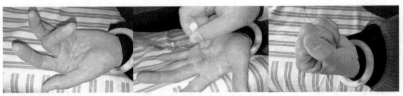

中间狭窄性腱鞘炎，屈曲受限，经小针刀闭合松解后手指能完全屈曲。

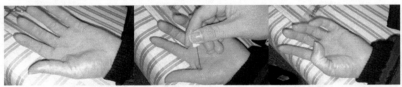

拇指狭窄性腱鞘炎，屈曲受限，经小针刀闭合松解后手指能完全屈曲。

水密切相关。

　　腕管是腕掌侧一个骨纤维管道，其掌侧是腕横韧带（一种纤维结构），桡侧、尺侧、背侧均为腕骨，这样结构比较硬韧，管道容积是一定的，而我们手部的指深浅屈肌腱、正中神经及拇长屈肌腱就从腕管内通过，任何增加腕管内压力的因素，都可以使正中神经受到压迫。比如滑膜增生、腕管内的腱鞘囊肿、脂肪瘤、血管瘤、骨折脱位，前臂肌腹过低或蚓状肌肌腹过高等，正中神经在腕管内受到卡压后，视轻重程度可出现手指尤其是拇指、食指、中指麻、痛，疼痛症状在夜间或清晨加重，白天活动及甩手后减轻，或者伴有手动作不灵活、无力甚至手部肌肉萎缩、瘫痪等一系列症候群。腕管综合征的早期可以采用保守治疗，口服活血化瘀中药及神经营养类药物（如甲钴胺），针灸、按摩、推拿等；还有一些辅助治疗如热疗、超音波等改善局部血液循环，促进炎症消退，大部分患者经过休息治疗可以缓解症状甚至消失。中重度患者如症状控制不理想，可做腕管内封闭，那样可有满意效果。经保守治疗无好转或出现肌肉萎缩、手指活动笨拙等，则应积极手术探查松解。最传统的手术方式是腕管切开减压，当今国际最流行的手术方法是内窥镜下微创腕横韧带切开减压术，但都需要臂丛神经麻醉、复杂的操作技术及设备、昂贵的费用，还会遗留疤痕痛、手指乏力，并且给患者带来很大的心理恐惧。章氏骨伤科在传统切开手术和内窥镜手术基础上，根据腕管综合征的发病机制、局部解剖特点，改进使用1毫米的针刀即可在闭合的情况下充分松解腕横韧带，1分钟左右即可完成操作，几乎无痛苦，无创伤，无肉眼可见瘢痕，并且恢复快，是中医微创术式的极致发挥。

如一位五十岁女性，长期从事手工劳作，双手麻木一年半，半年前曾做腕部正中神经阻滞治疗，情况好转，但近期症状复发，并逐渐

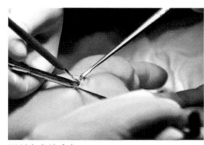

微创内窥镜手术

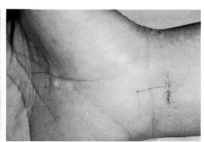

微创内窥镜手术疤痕

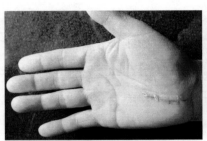
传统切开手术缝合的伤口

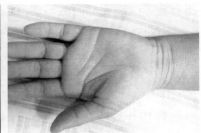
针刀微创松解后无伤口

加重，夜间麻痛无法睡眠，以右手为重。肌电图检查提示双腕部正中神经卡压，潜伏期>4.5m/s。诊断为腕管综合征。局麻下双侧腕管小针刀闭合松解腕横韧带，术后左手麻木当场消失，右手麻木好转，并有轻快、发热的感觉，几天后麻木消失。

　　又如一位七十岁女性，右桡骨远端骨折畸形愈合，之后出现手指麻木难忍，病程已近两年，曾多处就治服药、针灸无效，经我们检查后确诊是骨折畸形愈合导致腕部正中神经卡压，建议患者手术治疗，但她经济困难加上恐惧，不敢手术治疗，于是我们试行小针刀松

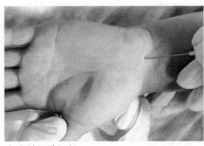
左腕横韧带松解

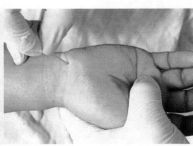
右腕横韧带松解

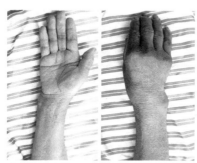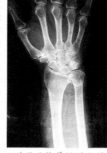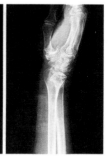

患肢外观畸形 　　　　　　　　　X片显示桡骨远端短缩、背伸畸形愈合

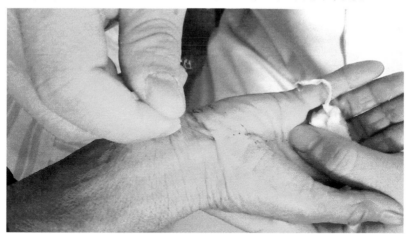

小针刀松解手术中

解术，取得了出人意料的效果，治疗后患者麻木完全消失。

4. 火针

　　火针是用火烧红的针尖迅速刺入穴内，以治疗疾病的一种方法。早在《灵枢·官针》中就记有："淬刺者，刺燔针则取痹也。"火

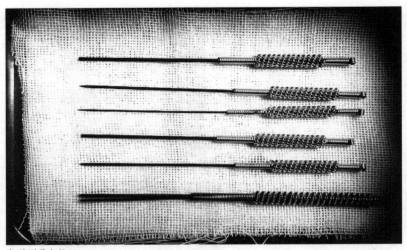

各种型号火针

针治疗时，用烧红的针具，迅速刺入选定的穴位内，即迅速出针，有温经通络、祛风散寒的作用。章氏骨伤科将之主要用于痹症的治疗，尤其是对各种寒湿痰凝引起的关节畏寒疼痛等症有出其不意的效果。

一老年女性，左膝关节痛三年，行走不超过四五十米即疼痛难忍，为顽固性髌下脂肪垫炎。火针治疗三次后疼痛基本缓解，能一次性行走一千米以上。

一男性老人股骨头坏死晚期，无经济条件手术治疗。右臀部怕冷疼痛，行走困难，夜间疼痛难眠。经火针治疗臀部筋结点后疼痛缓解，基本满足日常活动需求。

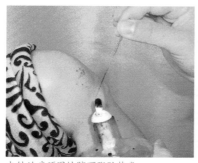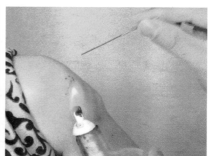

火针治疗顽固性髌下脂肪垫炎

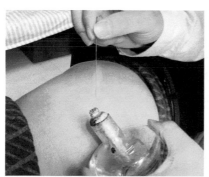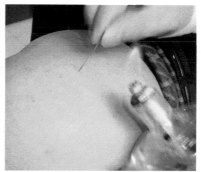

火针治疗股骨头坏死引起的疼痛

5. 刺血

刺血又称刺络或放血，是中医的一种独特针刺治疗方法，在我国已有数千年的历史。我们的祖先使用砭石放血排脓，治疗外科疮疡痈疖。《五十二病方》中有砭石刺血治病的记载："［疒颓］，先上卵，引下其皮，以砭穿其脽旁。"《素问》记载"去宛陈莝""血实宜决之"，说明对郁结病邪可用刺血治疗。

古代外科专家华佗也擅长用刺血治病,《医说》载:"有人苦头眩,头不得举,目不能视,积年,华佗使悉解衣,倒悬,令头去地三寸,濡布拭身体,令周匝,视诸脉尽出五色,佗令弟子,以铍刀决脉,五色血尽,视赤血出,乃下。"这是对华佗刺血治病的具体描述。

在章氏骨伤科针法体系中,刺血也占有相当重要的地位,对于各种急慢性疼痛、肢体肿胀有立竿见影之功效,尤其对晚期的膝关节骨性关节炎采取中医针具骨内刺血,可获得其他保守治疗难以达到的效果。

章氏骨伤科刺血疗法同样遵循循经取穴原则,即在病症所经过处找寻阳性瘀络反应点,譬如各种急慢性坐骨神经痛则在相应膀

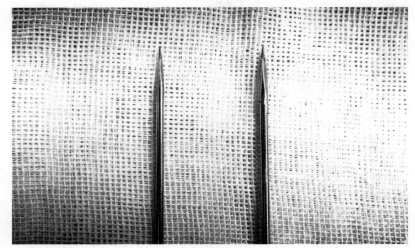

瘀络刺血所用三棱针

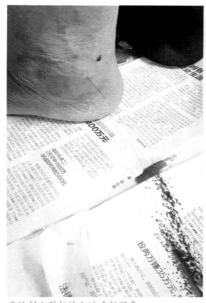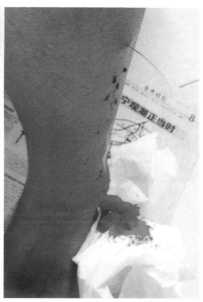

瘀络刺血引起的血流喷射现象

胱经和胆经上瘀络刺血,瘀血化为鲜红之后,疼痛、麻木等症状也随之迅速解除。

对于晚期膝关节骨性关节炎引起的顽固性疼痛,目前尚缺乏有效的保守治疗方法。章氏骨伤科认为典型的顽固性关节炎疼痛不仅是活动痛,甚至休息也疼痛,以及夜间痛,因此发病与"瘀血"密切相关。现代医学也证实了骨内压(OIP)增高、骨髓内瘀血是晚期骨性关节炎的重要病理改变。由此章氏针法的"骨内刺血"可有效地进行骨髓放血、减压,从而有效减轻晚期骨性关节炎引发的疼痛。

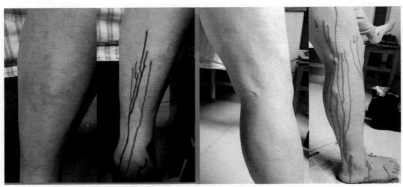

胆经瘀络刺血　　　　　　　　　　膀胱经瘀络刺血

一位六十四岁女性，左膝关节疼痛三年，服用各种药物疗效欠佳并逐年加重，夜间疼痛影响睡眠，根据影像学及临床检查确定髓

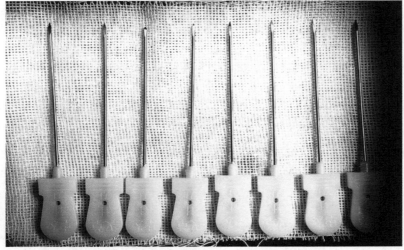

针头经过特质打磨的骨内刺血针

内瘀血的部位后以自制针具，行胫骨内髁骨内刺血治疗三次后疼痛缓解，随访两年膝关节活动功能良好。

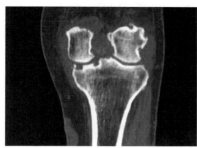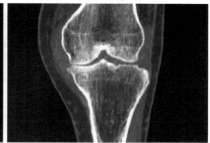

CT显示关节间隙明显变窄，有严重的软骨下硬化、囊性变

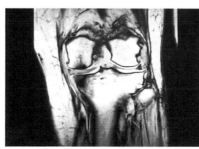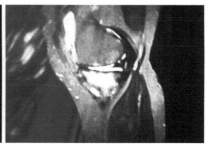

磁共振显示骨髓内瘀血

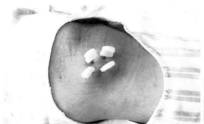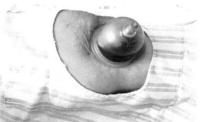

骨内针刺血压拔罐放血

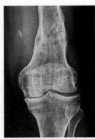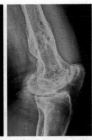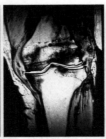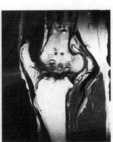

X线显示股骨远端骨折畸形愈合，力线　磁共振显示股骨远端髓内瘀血
改变，膝关节内侧间隙狭窄

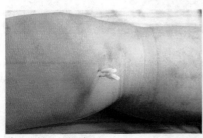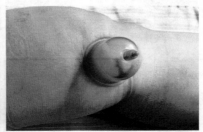

骨内针刺血压拔罐放血

　　一位五十四岁男性，三十余年前股骨远端粉碎性骨折，经数次手术畸形愈合，并出现膝内翻畸形，继发创伤性关节炎，近几年逐渐出现膝关节行走疼痛，夜间胀痛，X片提示内侧间隙狭窄，磁共振提示股骨远端骨髓内瘀血。根据影像学及临床检查确定髓内瘀血的部位后以自制针具，行股骨内髁骨内刺血治疗两次后疼痛缓解。

6. 临证特点

（1）注重多种针法并用

　　人体是一个复杂的有机体，中医认为结构上的构成有皮部、经络、经筋、骨骼、五脏六腑、气血、津液等，病分阴阳、表里、虚实、寒热等。不同的针具不同的刺法对机体产生不同的治疗作用，智慧的中医先贤自古就发明了"九针""九刺"。

九针即：

①镵（音"缠"）针：长一寸六分，似箭头，末端十分尖锐。用途：浅刺皮肤泻血，治头身热症等。

②圆针：长一寸六分，针身圆柱形，针头暖圆。用途：按摩体表，治分内间气滞，不伤肌肉，为按摩工具。

③锟针：长三寸半，针头如黍粟状，圆而微尖。用途：按压经脉，不能深入，为按压穴位用具。

④锋针：长一寸六分，针身圆柱形，针头锋利，呈三棱锥形。用途：点刺泻血，治痈肿、热病等。

⑤铍针：长四寸，宽两分半，形如剑。用途：痈脓外症割治用，为外科用具。

⑥圆利针：长一寸六分，针头微大，针身反细小，圆而利，能深刺。用途：痈肿，痹症，深刺。

⑦毫针：长三寸六分，针身细如毫毛，常用针具。用途：通调经络，治寒热，痛痹等。

⑧长针：长七寸，针身细长锋利。用途：深刺，治"深邪远痹"。

⑨大针：长四寸，针身粗圆。用途：泄水，治关节积液等，后人用

作火针等。

九刺即：输刺、远道刺、经刺、络刺、分刺、大泻刺、毛刺、巨刺、焠刺。

①输刺：刺诸经荥输藏腧。荥输，背俞取穴。

②远道刺：病在上取之下，刺府输。远道取穴，上病取下如合穴。

③经刺：刺大经之结络经分。经脉取穴。

④络刺：刺小络之血脉。络脉取穴泻血络。

⑤分刺：刺分肉之间。分肉取穴。

⑥大泻刺：刺大脓（以铍针）。外症泻脓。

⑦毛刺：刺浮痹皮肤。皮肤浅刺。

⑧巨刺：左取右，右取左。交叉取穴。

⑨焠刺：刺燔针取痹。随痛处取穴。

可见古代中医很早就开始运用多种针具多种针法来治疗不同的疾病。章氏骨伤科在骨伤疾患针法治疗过程中，也总结了各种近现代针具的特点，并认为毫针擅长调"气"，三棱针刺血络擅长调"血"，圆利针擅长调"筋"，针刀擅长"通络"，火针擅长"驱寒"，等等。面对顽固复杂的病例，应灵活运用各种针具多种刺法，气、血、经、筋、脏腑同治方能获效。

例如一位老年女性，膝关节重度骨性关节炎两年，跛行，仅能行走距离约五十米，夜间膝关节感觉明显发热、疼痛，影响睡眠，多家医院就诊均认为需人工膝关节置换，因患者恐惧膝关节置换术，最后求治于中医针法。采用圆利针、小针刀松解、刺血疗法等多种针法综合治疗九次后，日常行走基本无疼痛感，患者满意。

（2）注重"治神"

中医所称"神"也就是人的大脑的思维与情感活动。中医与道家文化有五气朝元的说法，中医注重脏腑学说，因为脏腑是基础。中医虽不言脑府，然五脏之气皆为朝元，这个元，就是人的大脑元神。五脏六腑所有的功用都是为了实现大脑的功用。中医认识到"神"的重要性，并提出上医治"神"的说法，清阳之气上而为天，"神"气为身体内的纯阳之气。调动"神"的元阳之气，才能推动一身气血的运行，来达到治疗疾病的目的。《素问·保命全形论》曰"凡刺之真，必先治神"，其意在于强调"治神"在针刺中的重要性，旨在表明"治神"是针刺施治的基础和前提，在针刺治疗中居首要地位。《官能》篇亦云："用针之要，勿忘其神。"《九针十二原》并以"粗守形，上守神"来区分刺法技术的高低，由此可见"神"对针灸疗效的重要性。章氏骨伤科亦认识到精神因素在骨伤疼痛疾患的发病当中不容忽视，尤其部分慢性患者精神因素甚至占主导地位，这与焦虑、抑郁症往往会引起长期慢性顽固性的疼痛是相吻合的。因此章氏针法强调对一些长期顽固性的颈、腰痛患者要注重精神调养，"治神"为先，然后"治病""治痛"。

例如一位顽固性颈源性眩晕患者，颈肩部疼痛不适，伴全头胀痛、昏沉，健忘失眠，多种检查病因不明，常规针灸治疗效果不佳，患者精神压力很大，给予五脏背俞穴、头部腧穴治疗调理脏腑气机及神志，诸症消失。

（3）注重整体观念和全息理念

　　中医非常注重整体观念，这一理念在经络理论中也得以体现。中医认为，人体左右两侧的经络在生理上是相互调节、相互为用的，在病理上是相互影响的，《素问》云："邪客于经，左盛则右病，右盛则左变"；《素问·阴阳应象论》云："善用针者，从阴引阳，从阳引阴，以左治右，以右治左。"由此理论引申出九刺之一的巨刺法，如《灵枢》云："巨刺者，左取右，右取左。"巨刺又称为"经刺""互刺"，就是左右交叉取穴，即如果左侧经脉有

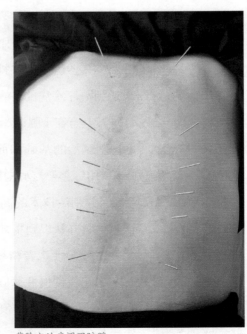

背腧穴治疗调理脏腑

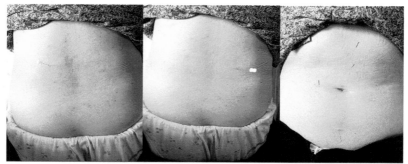

左、中图：腰肌劳损患者腰部病灶点针刺治疗　右图：腹部对应点针刺治疗

病，可取右侧经穴施治；右侧经脉有病，可取左侧经穴施治。章氏骨伤科在骨伤疼痛的针法运用中也充分利用、发挥了这一精髓，例如手腕部伤痛，可取对侧足踝部对应点针刺，膝部伤痛可取对侧肘部对应点针刺，腰痛可取对面的腹部对应点针刺。

整体观念的另一个体现就是全息观。全息学说认为，每一个机体都是由若干全息胚组成的，任何一个全息胚都是机体的一个独立的功能和结构单位，在每个全息胚内部分布着机体各种器官或部位的对应点，这些对应点分别代表着相应的器官或部位，犹如整体的缩影。在病理条件下，全身或局部的病理信息，也相应地出现在全息胚或其对应点内。这一点在中医里也早有认识，尤其体现在耳穴的运用中。《灵枢·邪气脏腑病形》曰："十二经脉，三百六十五络……其别气走于耳而为听"，故曰耳为"宗脉之所聚"。也就是说全身的经络都在耳朵上汇聚。现在医学研究也表明耳郭上的一些特定部位与全身各部有一定联系，其分布大致像一个在子宫内倒置的胎儿，头颅在下，臀足在上。刺激相应的部位即可治疗所对应的人体部位。章氏骨伤针刺疗法也将耳全息原理灵活运用到各种伤痛的治疗中，如颈椎病、急慢性腰痛、坐骨神经痛、关节扭伤等疾患，每每获得比常规俞穴治疗更好的效果。

例如一位足踝部扭伤患者，后足跟部与足背外侧顽固性疼痛数月不愈，除了局部刺血治疗"治痛"外，根据全息理念，在身体其他对应点针刺"消痛"，取得了满意疗效。

(4) 注重"辨证论治"

"辨证论治"是中医的精髓之一，源于秦汉时代的《内经》，系统

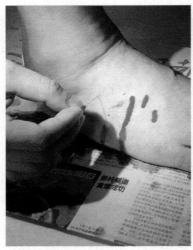

扭伤处瘀络刺血

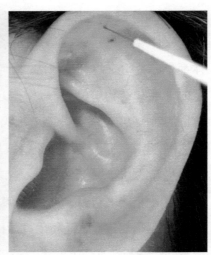

耳部足踝反应区针刺

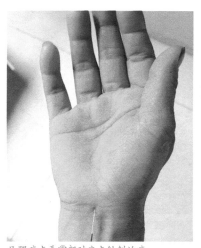
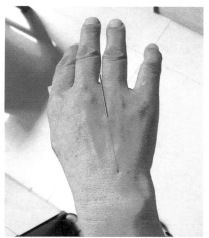

足踝痛点手掌部对应点针刺治疗　　　　　足背痛点手背对应点针刺治疗

论述见于东汉时代的《伤寒论》。它的内容包括辨证和论治两部分。辨证就是症状和体征的综合，论治就是依据辨证的结果确立相应治疗法则。辨证论治的实质是对疾病过程中某一阶段所表现出来的各种临床症状和体征进行去伪存真的多层次分析、归纳，把握住疾病在这一阶段的内在本质——"症候"，明确病征诊断，确定治疗法则。它是中医临床治疗的特色，是中医临床治疗思维的基本模式。

　　例如一位颈源性头痛，伴眩晕、失眠患者，按颈椎病针灸、推拿治疗效果不佳。舌、脉诊发现患者舌质红、苔黄腻，脉弦滑，辨证为肝火上扰，痰热内阻。结合体针治疗，取太冲、合谷、内庭、丰隆、足三里、中脘、下脘、印堂、上星、百会等穴位以疏肝泻火、化痰醒脑。

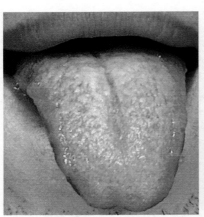

舌质红、苔黄腻

体针治疗

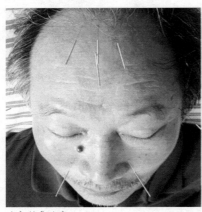

头部针灸治疗

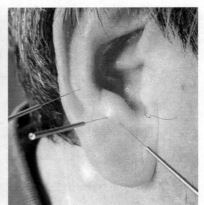

枕颈部的耳穴反应区治疗

结合耳穴全息理念，取颞、枕、颈椎等反射区，治疗数次而愈。

5. 注重"气""血""经""筋""骨"立体治疗

骨伤病种繁多，病机复杂，各种病征由于解剖位置不同，病位深浅各异，病邪可能留在气血、经筋、骨等不同部位。章氏骨伤科认为，治疗各种病症要辨识病邪深浅，尤其各种年久经治不愈的病患可能气、血、经、筋、骨同时有邪客留，必须同时祛除方可取效，就如顽固性骨痹。中医认为痹症病因多为机体脏器亏虚，气血不和，加上外邪侵袭，袭于肌腠经络，滞留于关节筋骨，气血痹阻而发为痹症。"其风气胜者为行痹，寒气胜者为痛痹，湿气胜者为着痹"（《素问·痹论》）。气血通畅是各种生理机能基础，凡各种病因引起气血壅滞不得宣通，则影响到经脉筋骨濡养，久之导致关节挛缩，甚至筋肉萎痹，骨节枯萎，行动困难，因此顽固性痹症病位在气血、经脉、筋骨。针灸开导可通经脉，调气血，气调而病止。经筋是中医对人体

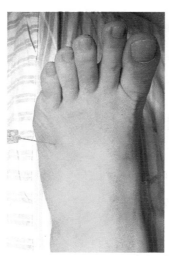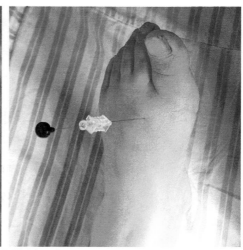

足部俞穴针刺结合埋线调理下肢气血

肌学、韧带学及其附属组织生理病理规律的总结，其功能为"主束骨而利机关"，正如《灵枢·刺节真邪》指出的："一经上实下虚而不通者，此必有横络盛加于大经之上，令之不痛。视而泻之，此所谓解结也。"解除经筋横络的卡压、粘连，松解经脉上的压迫是解决大经不通的关键。

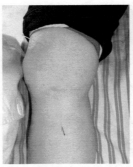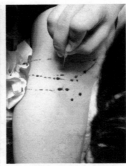

膝周瘀络刺血

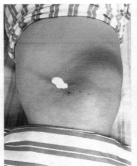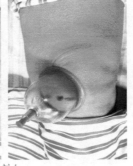

骨内刺血

固性骨痹除了气血、经筋病变，骨本身也出现病变。《素问·痹论》认为"痹在骨则重"，《素问·长刺论》认为"病在骨，骨重不可举、骨髓酸痛，寒气至，名曰骨痹"。对于顽固性骨痹，章氏骨伤采取气血、经筋、骨同治的理念，使常规疗法效果不佳的病例得到良好的改善。

[叁]内服方药

1. 概述

我国地大物博，有丰富的动植物资源，许多都可作为高效的药物。我们的祖先经过漫长的发现、搜求、积累，逐渐认识到自然界某些动植物、矿物质通过内服可以治病。

春秋时代的《诗经》是我国最早的诗集，该书就已经记载了芍药、白芷等五十多味中药，具有活血化瘀作用的桃仁、芍药等药材，在那时已经开始用于治疗骨伤科病。

战国至秦汉时期，是中医学基础理论和临床的奠基时期，涌现了一批经典医籍，如《五十二病方》《黄帝内经》《难经》《神农本草经》《伤寒杂病论》等。《素问·缪刺论》记载："人有所堕坠，恶血留内……此上伤厥阴之脉，下伤少阴之络。"《灵枢·痈疽》记有软组织、骨关节疾病的病因病理和证治内容。《素问·阴阳应象大论》对瘀血的治疗提出"血实宜决之"，《素问·至真要大论》提出"结者散之""留者攻之"等治则，为骨伤方剂的组成制定

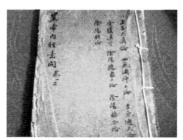

《黄帝内经》

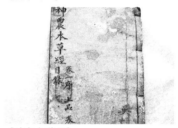

《神农本草经》

了规范，为骨伤科日后的形成和发展奠定了理论基础。

《神农本草经》所记载的三百六十五味药物中，主治创伤折跌、金创死肌者四十余种，治各种痹痛、腰痛者约六十种。张仲景的《金匮要略》之"王不留行散"，还用大黄、桃仁治马坠及一切筋骨损伤，发展了活血逐瘀治法对骨伤病的临床应用，建立了既能对症用药，又能审因论治的配方原理，对后世产生了相当深远的影响。又如黄芪桂枝五物汤，用于治疗血痹症，这种补气活血药与辛温宣透药物的组方技巧为后人治疗伤病的审因论治树立了楷模。《治百病方》记载创伤方8首。有些方剂沿用至今。特别是治伤的"淤方"选用活血化瘀的川芎，攻逐瘀血的地鳖虫，辛温宣透的桂枝和接骨泻火的自然铜、石膏等配伍成各种方剂，是"结者散之""留者攻之"治则在骨伤科的具体运用，从而把理气活血、逐瘀通络、泻火活血、接骨续筋等治法理论与实践相结合，开拓了治疗骨折损伤的新纪元。

明清期间，大量医籍出版，如《普济方》《正体类要》《奇效良方》《医宗金鉴》《伤科补要》《伤科大成》等，均载有治疗骨伤病的良方。各派用药趋于平稳、成熟。当时医家对各派用药进行分析研究，强调学习古方必须以辨证论治为前提，使医者运用内服方药治疗骨伤病的方法渐趋成熟。

章氏骨伤科源于清道光年间，在数代骨伤传承人的总结、完善、发展下，如今也不断融入现代医学知识并指导中医药的使用。

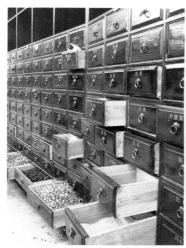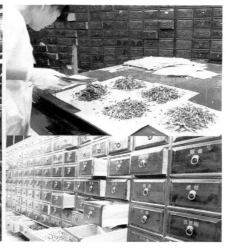

中药房

章氏骨伤科用药理念同样根植于中医的整体观点，以四诊八纲为依据，对皮肉筋骨、气血津液、脏腑经络运行的生理病理关系加以分析，根据疾病的虚实、轻重、缓急以及患者的内在因素，用不同的治法实施正确的治疗。

　　章氏骨伤科与时俱进，根据现代中药学药理知识，在理、法、方、药方面也形成了较为完善的体系，运用方药内服是章氏骨伤科治疗伤科疾病的重要手段，并且在骨折创伤、骨病、脊柱病等方面都取得了满意疗效。

2. 骨伤方药简介

　　根据现代病理学对机体组织修复的研究，骨折愈合可大体分为

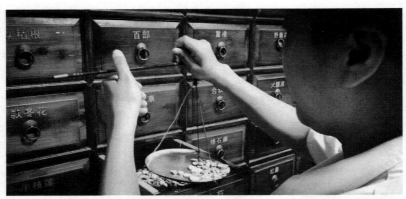

称量中草药

三期。

　　骨折初期：损伤后一到两周，为血肿机化期，也称为炎症期。骨折后因骨折本身及邻近软组织的血管破裂出血，在骨折部形成血肿，血肿于伤后六到八小时开始凝结成血块。坏死物的刺激可引起局部创伤性炎症反应，局部出现大量炎性细胞浸润，包括中性粒细胞、单核细胞、巨噬细胞和肥大细胞等能吞噬坏死细胞和残渣，还出现破骨细胞，对段端坏死部分进行吸收，为骨折修复创造条件，来自骨膜外、骨髓和周围软组织的新生血管周围有大量间充质干细胞进入血肿内，以松散的纤维蛋白和破碎的胶原纤维为支架，并分化为成纤维细胞。随血肿内红细胞被破坏，纤维蛋白渗出，血肿被逐渐机化，演变为血管纤维性肉芽组织。成纤维细胞产生大量成熟的 I 型胶原纤丝，少数为 II 型。胶原纤维包围骨折断端形成纤维性骨痂，初步将骨折断端连在一起。此过程在骨折后二到三周完成。胶原纤丝还可发生钙盐沉积，最终形成骨组织。此时由于急性损伤，血液瘀滞血管以外，导致气滞血瘀，肿胀疼痛。所以早期应该以活血化瘀、消肿止痛为主，通常以复元活血汤+桃红四物汤为基础加减。

方用（骨伤一号方）：归尾、生地、地鳖虫、赤芍、桃仁、红花、柴胡、制大黄、甘草等。气滞较甚者，加香附、元胡、青皮、枳壳以助行气止痛；血瘀较重者，可加三七粉、乳香、没药以增强化瘀止痛之效。

如果肢体肿胀明显，甚至出现张力性水泡，血脉不通，肢端循环障碍，此时当逐瘀消肿，凉血利水，加泽兰、丹皮、泽泻、茯苓、猪苓、米仁。

骨折中期：损伤后三到六周，是原始骨痂形成期，也称为软骨痂期。在临床上相当于出现纤维或软骨组织愈合的时间，组织学上以毛细血管长入骨痂和出现软骨母细胞为特征。骨折间隙细胞和血管均增多。在骨折早期，邻近骨折端的骨外膜开始增厚，生发层的成骨细胞增殖，随新生血管伸入，在骨膜下出现膜内化骨。在骨膜掀起部分，由于生发层离开骨表面，虽然间质细胞增殖较快，但新生血管生长较慢，分化为成软骨细胞。在髓腔内膜侧也产生新骨。在骨折断端之间，由血肿机化形成的纤维组织大部分转变成软

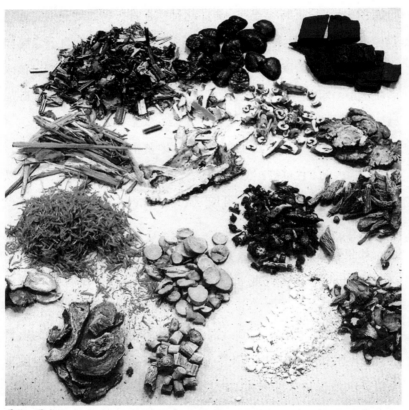

骨伤一号方

骨。软骨细胞经过增殖、肥大、变性坏死和钙化机制蜕变,以后由骨膜及髓腔内的大量毛细血管和成骨细胞侵入,在钙化软骨的残基上沉积新骨,即软骨内骨化。在骨折修复早期,还可出现纤维软骨性骨痂,含大量成纤维细胞和一部分软骨细胞,这种骨痂一旦获得较好的血供，也可逐渐转化为骨性骨痂。损伤中期瘀滞肿痛尚未消除，筋骨虽连而未坚，瘀血不去则新血不生，新血不生则骨不能合，此时以调气和营、养血壮骨、接骨续筋为主，通常以续骨活血汤为基础方加减。

方用（骨伤二号方）：归尾、赤芍、白芍、川芎、红花、地鳖虫、骨碎补、煅自然铜、杜仲、续断、五加皮、牛膝等随症加减。

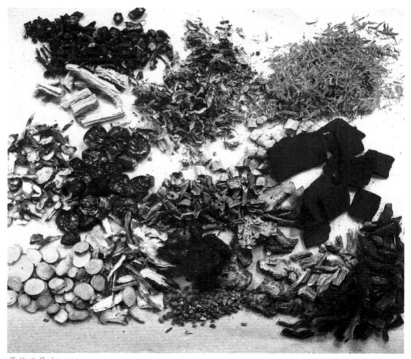

骨伤二号方

骨折后期：损伤7周以后，是骨痂改造塑形期，也称硬骨痂期。软骨痂进一步骨化转变为初级松质骨和交织骨，成骨细胞可合成胶原、蛋白多糖和糖蛋白，构成骨的有机基质，溶胶原在细胞外经原胶原逐步聚合为胶原纤丝，形成Ⅰ型胶原，成骨细胞被本身分泌的有机基质包埋后变为骨细胞，骨基质逐步被钙化后即变为较坚硬的骨性骨痂。成软骨细胞分泌Ⅱ型胶原，不具周期性明暗带，排列也不规则。胶原纤维被钙盐沉积后，成软骨细胞经过变性坏死最终完成软骨内骨化。在骨化过程中，成骨细胞释放碱性磷酸酶，活性激增，可以水解血浆内有机结合的磷酸，释放磷酸盐，与钙盐结合成磷酸钙，沉积后使类骨质转变成骨组织。软骨痂进一步改建，骨折断端坏死部分由于新生血管和破骨细胞及成骨细胞的侵入，经过爬行替代，死骨被清除，幼稚的交织骨被改建为成熟的板层骨，骨髓腔为骨痂所封闭，骨性连接更趋坚固。与此同时，新生骨小梁亦逐渐增加，排列规则。此时病人身体比较虚弱，患处瘀肿基本消退，但筋骨尚未坚实，容易引起主筋肉拘挛、风寒湿痹、关节不利等后遗症，此时以壮骨通筋、补养气血、健脾胃、强肝肾为主，补肾壮筋汤加减。

方用（骨伤三号方）：熟地、陈皮、川芎、当归、黄芪、白术、党参、山茱萸、枸杞子、茯苓、狗脊、山药、杜仲、续断、白芍等随症加减。

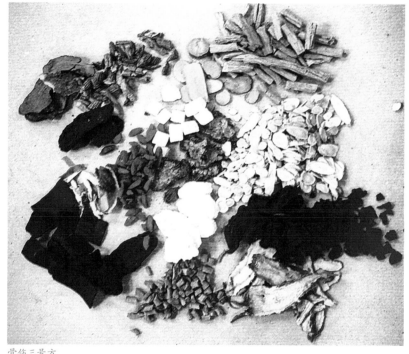

骨伤三号方

　　章氏骨伤科除了注重骨折的整体"辨证治疗"，也十分注意辨病、辨位，依据受伤部位及对临近脏腑的影响，衍化出不同的既定方，如肋骨骨折之胸伤汤，腰椎骨折之腰伤汤，头部外伤之头伤汤等。

　　胸伤汤基本组成：柴胡、桔梗、川芎、当归、枳壳、地鳖虫、丹参、刘寄奴、苏木、赤芍、白芍、红花、木香、元胡、三七片等，随症

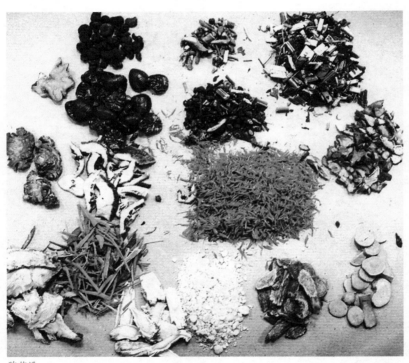

胸伤汤

加减。

腰伤汤基本组成：杜仲、牛膝、续断、狗脊、当归、红花、苏木、香附、地鳖虫、丹参、桃仁、酒大黄、刘寄奴等，随症加减。

此外，在临床运用中，章氏骨伤科十分重视辨病辨经理论的运用，根据不同损伤的部位加入引经药，可促使药力作用于损伤部位，加强治疗效果。

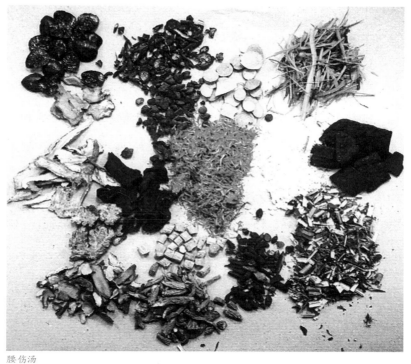

腰伤汤

头部：川芎、藁本、白芷、羌活；

上肢：羌活、桑枝、桂枝、防风；

胸部：桔梗、枳壳、制香附；

两胁：柴胡、青皮、延胡索；

腰部：杜仲、川断、狗脊、骨碎补；

腹部：佛手、枳壳、厚朴、木香；

小腹：小茴香、乌药；

下肢：牛膝、木瓜、防己。

3. 常用中草药介绍

(1) 当归

首载于《神农本草经》，为伞形科多年生草本植物当归之根。《本草正》记载：当归，其味甘而重，故专能补血，其气轻而辛，故又能行血，补中有动，行中有补，诚血中之气药，亦血中之圣药也。大约佐之以补则补，故能养营养血，补气生精，安五脏，强形体，益神志，凡有形虚损之病，无所不宜。佐之以攻则通，故能祛痛通便，利筋骨，治拘挛、瘫痪、燥、涩等症。

【性味与归经】味甘、辛、微苦，性温；归肝、心、脾经。

【功效主治】补血；活血；调经止痛；润燥滑肠；香郁行散，可升可降；主治血虚、血瘀诸症，跌打肿痛，眩晕头痛，心悸肢麻，月经不调，经闭，痛经，崩漏，结聚，虚寒腹痛，痿痹，赤痢后重，肠燥便难，痈疽疮疡。

【用法用量】内服煎汤，10～15克。

【注意】热盛出血者禁服。温阻满及大便溏泄者慎服。

【现代药理研究】

①当归其根含挥发油，油中主要成分为正丁烯酰内酯及藁本内酯和数种倍半萜烯类化合物，另含多种维生素、糖类、氨基酸、胆碱

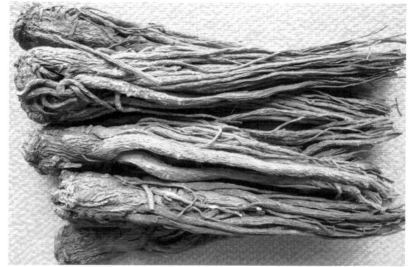

当归

等，还含有多种金属元素。

②当归既能补血又能活血，故有和血之效。当归多糖是促进造血功能的主要有效成分之一，能升高外周血红细胞、白细胞、血红蛋白等含量，促进血红蛋白及红细胞的生成。

③对子宫肌肉有兴奋和抑制"双向"作用：既可抑制子宫痉挛以止痛，又可使血行旺盛，增进子宫发育。

④增强免疫作用：当归及其有效成分当归多糖、阿魏酸均能增强机体免疫功能。

⑤镇痛作用：《本草纲目》记载"治头痛，心腹诸痛"。实验室

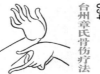

也发现当归有镇痛作用及轻度的中枢抑制作用。现代常用于心律失常、血栓闭塞性脉管炎、腰腿痛及肩周炎等。

（2）川芎

为伞形科植物川芎的干燥根茎。《神农本草经》记载：味辛，温。主治中风入脑头痛，寒痹，筋挛缓急，金创，妇人血闭无子。川芎辛散温通，活血祛瘀，作用广泛，适用于各种瘀血阻滞之病症，尤为妇科调经要药。用于胸胁疼痛、风湿痹痛、症瘕结块、疮疡肿痛、跌扑伤痛、月经不调、经闭痛经、产后瘀痛等病症。治胸胁疼痛，可

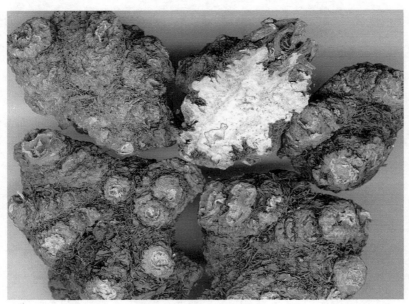

川芎

配柴胡、香附等同用；治风湿痹痛，可配羌活、独活等同用；治症瘕结块，可配三棱、莪术等同用；治疮疡肿痛、跌打损伤，可配乳香、没药等同用。

【性味与归经】味辛甘，性温，无毒，入肝经。

【功效主治】行气开郁，祛风燥湿，活血止痛。治风冷头痛，眩晕，胁痛腹疼，寒痹筋挛，经闭，难产，产后瘀阻块痛，痈疽疮疡。

【用法用量】内服煎汤，5～10克。

【注意】阴虚火旺，上盛下虚及气弱之人忌服。

【现代药理研究】

①川芎嗪能明显促进红血栓的溶解，减弱白血栓的增长趋势，对体外血栓形成也有抑制作用。川芎嗪和阿魏酸有明显抗血小板聚集的作用。可使在体心脏收缩振幅增大，心肌收缩功能和舒张功能增强。

②川芎水提物和生物碱具有扩张冠脉、增加冠脉血流量、改善心肌缺氧状态的作用。

③川芎嗪能对抗心律失常。

④川芎水提物与生物碱既有扩张冠脉流量的作用，又具扩张脑血管、增加脑血流量的作用。扩张外周血管，对微循环障碍有明显的改善作用。

⑤川芎浸膏、乙醇浸出液和生物碱具有显著而持久的降压作

用，对多种平滑肌痉挛与水肿均有抑制作用。

⑥川芎嗪对实验性肾小球肾炎有一定的防治作用。

⑦川芎浸膏能有效地收缩子宫。

⑧川芎水溶性制剂可以对抗各种放射。

⑨川芎嗪还可对抗肿瘤转移；使急性出血性胰腺炎得到抑制。

⑩川芎对动物骨折的愈合和血肿的吸收有明显促进作用，还可增强免疫功能。

（3）熟地

为玄参科植物地黄的块根，又名熟地黄或伏地，经加工炮制而

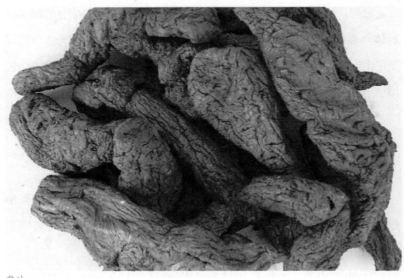

熟地

成。《本草正》记载：熟地黄性平，气味纯静，故能补五脏之真阴，而又于多血之脏为最要，得非脾胃经药耶？且夫人之所以有生者，气与血耳。气主阳而动，血主阴而静，补气以人参为主，而芪、术但可为之佐辅；补血以熟地为主，而芎、归但可为之佐。然人芪、术、芎、归，则又有所当避，而人参、熟地，则气血之必不可无，故凡诸经之阳气虚者，非人参不可，诸经之明血虚者，非熟地不可。

【性味与归经】甘，微温。归肝、肾经。

【功效主治】补血养阴，填精益髓，熟地味甘、性平而入血分。治阴虚血少，脑髓空虚所致的腰膝痿弱、劳嗽骨蒸，遗精，崩漏，月经不调，消渴，溲数，耳聋、目昏，心悸失眠、健忘，盗汗等。

【用法用量】内服煎汤，10克。

【注意】脾胃虚弱、气滞痰多，脘腹胀满及食少便溏者忌服。

【现代药理研究】

①对骨髓造血系统的影响：熟地黄水煎剂给失血性贫血小鼠每只灌服0.5g，每日一次，连续十日，可促进贫血动物红细胞、血红蛋白的恢复，加快多功能造血干细胞（CFU-S）、骨髓红系造血祖细胞（CFU-E）的增殖、分化作用。

②对血液凝固的影响：熟地黄能显著抑制肝脏出血性坏死及单纯性坏死。对高脂食物引起的高脂血症、脂肪肝及大鼠内毒素引起的肝静脉出血症等均有抑制血栓形成的作用，对纤溶酶原的激活作

用，是抗血栓形成的作用机制。

③对免疫系统的影响：熟地黄醇提取物给小鼠灌服，对受角叉菜胶抑制的巨噬细胞功能有明显的保护作用，对抗体形成细胞有抑制作用。

④对心血管系统的影响：酒熟地黄及蒸熟地黄都有显著的降压作用，收缩压和舒张压均显著下降。

⑤抗氧化作用。

⑥其他作用：用三碘甲状腺原氨酸（T3）给予大鼠造成阴虚模型并给予熟地黄水煎剂3ml（70%浓度）灌胃，共六日，对甲亢型阴虚大鼠的体重改变，24小时饮水量及尿量、血浆T3、甲状腺素（T4）及醛固酮（AD）浓度有显著改善，即T3浓度降低，T4浓度升高，并趋于正常，说明熟地黄不仅能改善阴虚症状，并能调节异常的甲状腺激素状态。

（4）白芍

白芍药也称白花芍药，是毛茛科芍药属植物。白芍为我国著名的传统常用中药材，应用历史悠久，芍药始载于东汉《神农本草经》，列为中品，记有"主邪气腹痛，除血痹，破坚积，寒热疝瘕，止痛，利小便，益气"。陶弘景始分白芍、赤芍两种，曰："芍药今出白山、蒋山、茅山最好，白而长大，余处亦有而多赤，赤者小利"。马志注云："此有两种，赤者利小便下气，白者止痛散血。其花亦有赤、白

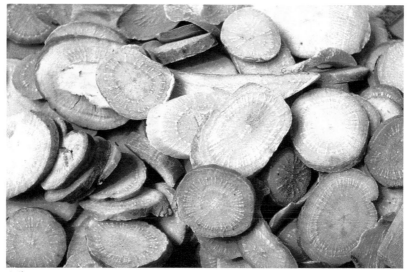

白芍

二色"。陈承《本草别说》中载:"谨按《本经》芍药,生丘陵川谷,今世所用者多是人家种植。欲其花叶肥大,必加粪壤。每岁八九月取其根分削,因利以为药,遂暴干货卖。"可见宋代已广泛采用栽培的芍药入药。

【性味与归经】性凉,味苦酸,微寒,归肝经。

【功效主治】有补血养血、平抑肝阳、柔肝止痛、敛阴止汗等功效,适用于阴虚发热、月经不调、胸腹胁肋疼痛、四肢挛急,泻痢腹痛、自汗盗汗、崩漏、带下等症。

【用法用量】内服煎汤,10~30克。

【注意】虚寒性腹痛泄泻者以及小儿出麻疹期间不宜食用。

【现代药理研究】

①对心血管系统的作用：扩张冠状动脉，降低血压（d-儿茶精和没食子酸乙酯有抗血栓和抗血小板聚集作用）。

②护肝作用：对四氯化碳、黄曲霉毒素B1、D-半乳糖胺所致肝损伤有明显保护作用。

③解痉作用：对肠管运动有抑制作用，显著对抗催产素引起的子宫收缩。

④镇痛作用：能抑制小鼠扭体、嘶叫、热板反应，对吗啡抑制扭体反应有协同作用，并能对抗戊四氮所致惊厥。芍药苷对豚鼠、大鼠的离体肠管和在胃运动，以及大鼠子宫平滑机均表现抑制，并能颉颃催产素所引起的收缩；用醋酸注射于小鼠腹腔，以扭体反应作为疼痛的指标，芍药苷有显著的镇痛效果；芍药的浸膏能颉颃士的宁所引起的惊厥；白芍煎剂在试管内对志贺氏痢疾杆菌有抑菌作用，浸剂对某些致病性真菌亦有抑制作用。芍药苷对小白鼠正常体温有降温作用，对人工发热的小鼠也有解热作用。对大鼠实验性后足跖浮肿有抗炎作用；芍药苷在试管内或静脉注射时对二磷酸腺苷诱导的大鼠血小板聚集有抑制作用；芍药苷对由于紧张刺激而诱发的大鼠消化道溃疡有明显的抑制作用。

(5) 红花

红花别名红蓝花、刺红花,菊科、红花属植物。红花作药用已有上千年的历史。《本草纲目》记载,红花具有"活血,润燥"作用;新修本草记载,红花能"治口噤不语,血结";《药性考》记载"生新破瘀",治"口噤风瘫"。红花黄色素为红花中多种水溶性查尔酮成分的混合物,它对冠心病、血管栓塞性疾病、高血压、糖尿病并发症有疗效,并具有镇痛作用和抗炎作用,疗效十分显著。

【性味与归经】性辛、温,归心、肝。

【功效主治】活血通经,散瘀止痛,有助于治经闭、痛经、恶露不行、胸痹心痛、瘀滞腹痛、胸胁刺痛、跌打损伤、疮疡肿痛疗效。

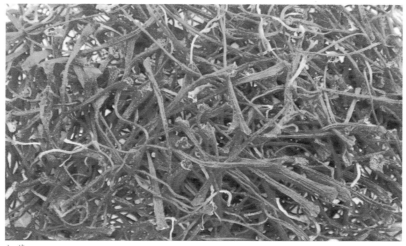

红花

有活血化瘀，散湿去肿的功效。

【用法用量】内服煎汤，5～10克。

【注意】孕妇忌服。

【现代药理研究】

红花可治疗原发性痛经，红花功效为活血祛瘀、通经止痛。经现代药理研究，其有扩张血管、增加血流量、改善微循环、兴奋子宫的作用。此外，现代药理研究证实，红花有抗炎作用，能改善机体内环境，增强盆腔局部免疫功能，增强巨噬细胞吞噬功能。红花还可以治疗药物流产不全。红花有活血祛瘀功效，有兴奋子宫作用，能增强子宫平滑肌收缩，加大宫缩力、促进子宫内残留组织的排出。红花醇提取物可使全血凝固时间与血浆复钙时间明显延长。对凝血过程的内在凝血酶原及凝血酶-纤维蛋白的反应有显著抑制作用。红花黄色素对血小板活化因子（PAF）诱导的人中性粒细胞聚集、黏附及超氧化物产生有明显抑制作用，此可能是其活血化瘀的重要机制之一。

①镇痛作用：红花黄色素有较强且持久的镇痛效应，临床对胸痹心痛、血瘀腹痛、肋痛、血瘀头痛、目赤肿痛等均有效。

②降血脂的作用：口服红花油可降低高胆固醇血症、甘油三酯水平。红花油籽能显著提高高血脂大鼠的卵磷脂胆固醇、酰基转移酶活性，抑制胆固醇酯化并降低血液黏度。

③扩张血管、改善微循环：红花有降低冠脉阻力、增加冠脉流量和心肌营养性血流量的作用，可改善微循环，使哮喘大鼠气管的微血管增粗、流速加快、流态恢复正常。

④缓解心肌缺血的作用：红花黄色素能提高心肌缺血再灌注时的LDH活性减少脂质过氧化。有保肝作用，红花注射液能抑制肝灌流液中的GPT升高，对大鼠皮下胆固醇性肉芽肿形成也有抑制作用。

⑤抗氧化作用：红花黄素（SY）可清除羟自由基，抑制脂质过氧化，保护细胞膜，其为红花主要水溶性活血化瘀有效部位，可抑制血小板激活因子诱发血小板聚集，为血小板激活因子受体拮抗剂。红花黄素（SY）中含大量黄酮类成分，其中主要成分羟基红花黄素A为一查尔酮类成分，其分子中含多个酚羟基，其氧化药效可能为这些酚羟基的作用。

（6）地鳖虫

本品首载于《神农本草经》，列为中品。《名医别录》载："䗪虫，生河东川泽及沙中，人家墙壁下土中湿处。"《新修本草》载："状似鼠妇，而大者寸余，形小似鳖无甲，但有鳞也。"据上所述并参考《本草图经》附图，可知古今用药来源相符。

其性寒、味咸，有毒，能入心、肝、脾三经，具有逐瘀、破积、通络、理伤以及接骨续筋、消肿止痛、下乳通经等功效，是理血伤科要

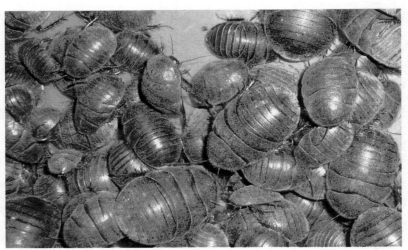

地鳖虫

药，适用于癥瘕积聚、血滞经闭、产后瘀血腹痛、跌打损伤、木舌、
重舌等病症。

【性味与归经】咸，寒；有小毒。归肝经。

【功能与主治】破瘀血，续筋骨。用于筋骨折伤，瘀血经闭，癥
瘕痞块。

【用法与用量】内服煎汤，3～9克。

【注意】孕妇禁用。

【现代药理研究】

①抗凝血作用：地鳖虫水提物灌胃，均明显延长大鼠出血时
间和复钙时间，显著地抑制大鼠血小板聚集率，缩短红细胞电泳时

间,但对全血黏度、血浆黏度、纤维蛋白原均无影响。

②调脂作用:地鳖虫水煎液灌胃,可明显升高实验性高脂血症鹌鹑血浆高密度脂蛋白-胆甾醇与总胆甾醇的比值(HDL-C/TC),增加卵磷脂胆甾醇酰基转移酶(LCAT)活性,并有一定的延缓动脉粥样硬化形成作用。

③总生物碱具有扩张血管、保护心脑缺氧(血)作用:水提取物能显著延长出血时间和复钙时间,明显抑制血小板聚集率,表现为有抗血栓形成和溶解血栓的作用,水煎液能调节脂肪代谢,对动脉粥样硬化具有延缓作用;提取物对D-半乳糖所致的肝损害有保护作用。

(7) 元胡

又名延胡索、玄胡,为罂粟科紫堇属多年生草本植物,与白术、芍药、贝母等并称"浙八味"。元胡史载于《开宝本草》,是活血化瘀、行气止痛之妙品,尤以止痛之功效而著称于世。《本草纲目》中记载:荆穆王妃胡氏,因食荞麦面时动怒,患了胃脘疼痛的疾病,发病时痛不可忍。医生用吐、下、行气、化滞等各种药,皆入口即吐,不能奏功。大便三日不能,因思《雷公炮炙论》云:心痛欲死,速觅延胡。乃以延胡索三钱,温酒调下,即纳入,少顷大便行而痛遂止。元胡,又名延胡索、玄胡,性温、味辛、苦。入心、肝、脾经,有活血、行气、止痛之功效。其止痛作用显著,作用部位广泛,且持久而无毒

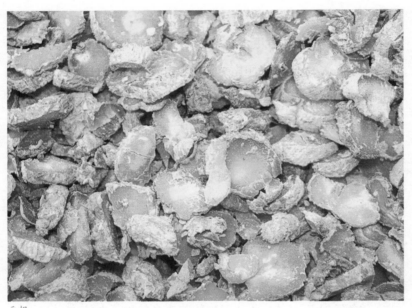

元胡

性，是一味比较优良的止痛药。清代名医叶天士用元胡配合行气活血药，治女人经阻少腹痛。《妇科大全》之延胡索散，用以治妇人气滞血滞腹痛。

【性味与归经】性温，味辛、苦，入心、肝经。

【功能与主治】活血化瘀、行气止痛。用于全身各部气滞血瘀之痛，痛经，经闭，症瘕，产后瘀阻，跌扑损伤，疝气作痛。

【用法与用量】内服煎汤，3～15克。

【注意】孕妇禁用。

【现代药理研究】

元胡中可分离出15种生物碱,其中延胡索甲素、乙素、丑素、癸素均有镇痛作用,尤以延胡索乙素的镇痛、镇静作用最为显著。它是一种消旋四氢棕榈碱,与小檗碱为同一类型的分子结构。与巴比妥类药物有协同作用,又能对抗苯丙胺和咖啡因的中枢兴奋作用。延胡索乙素还具有抗5-HT的作用。延胡索乙素还可使甲状腺重量增加。去氢延胡索甲素,可增加冠脉血流量及心肌营养性血流,防止心肌缺血。皮下注射去氢延胡索甲素,对大鼠的实验性胃溃疡,特别是幽门结扎或阿司匹林诱发的胃溃疡有一定保护作用,对胃液分泌及胃酸均有抑制作用。

(8) 三七

三七为伞形目五加科人参属多年生草本植物,根状茎短,肉质根圆柱形。又名参三七、田七、血山草、六月淋、蝎子草,古时亦称昭参、血参、人参三七、田三七、山漆、三七参等。具有显著的活血化瘀、消肿定痛功效,有"金不换""南国神草"之美誉。清朝药学著作《本草纲目拾遗》中记载:"人参补气第一,三七补血第一,味同而功亦等,故称人参三七,为中药中之最珍贵者。"三七可生用,也可熟用。根据病情的不同,散血、止血、止痛应服生三七;补血、补身则服熟三七。大体上来讲,生三七能使血管收缩,是治跌打刀伤的特效药,可达到药到血止的效果。把三七粉,用酒调成状,敷于疮痈

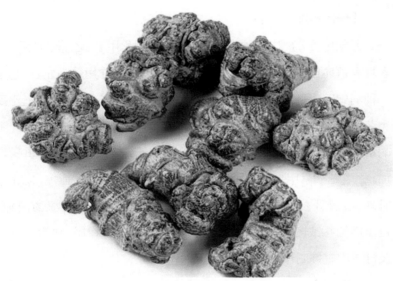

三七

上，可散血消肿。熟三七有补气、活血、补血、去瘀、生新作用。

【性味与归经】甘味，微苦，性温，入心、大肠经。

【功能与主治】止血，散瘀，消肿，定痛。治吐血，咯血，衄血，便血，血痢，崩漏，症瘕，产后血晕，恶露不下，跌扑瘀血，外伤出血，痈肿疼痛。

【用法与用量】煎汤，5~15克；研末，1~3克。

【注意】孕妇禁用。

【现代药理研究】

①血液和造血系统：三七具有良好的止血功效，能明显缩短出

血和凝血时间；能促进各类血细胞分裂生长，具有显著补血功效；具有活血化瘀、去瘀生新的明显疗效。

②心血管系统：实验表明三七在明显扩张血管、减低冠脉阻力、增加冠脉流量、加强和改善冠脉微循环、增加营养性心肌血流量的同时，能降低动脉压，略减心率，使心脏工作量减低，从而明显减少心肌的耗氧量，可治疗心肌缺血、心绞痛及休克。

③神经系统：三七地上部分对中枢神经有抑制作用，表现为镇静、安定与改善睡眠等功用；地下部分能兴奋中枢神经，提高脑力和体力，表现出抗疲劳性；其各个部分均有利于增强记忆能力，并有明显镇痛作用。

④抗炎症作用：三七对多种原因引起的血管通透性增加有明显的抑制作用，具有较强的抗炎功效。

⑤免疫系统：三七总皂苷可显著提高巨噬细胞的吞噬率和吞噬指数，提高外围血中白细胞总数，减少白细胞的移动指数，三七具有一定的免疫调节作用。

⑥抗肿瘤：三七中含有三七皂苷、β-榄香烯、微量元素硒等抗癌活性物质；三七皂苷Rh1对肝癌细胞有明显的抑制作用；三七皂苷Rh2具有较强的抗肿瘤活性，并能诱导癌细胞逆转成非癌细胞。

⑦抗氧化，延缓抗衰老：三七皂苷在化学结构上与人参相似，因此具有类人参的滋补作用，能调节免疫功能，增加超氧化物歧化

酶（SOD）的活性，减少脂质过氧化物（LPO），改善记忆，以及促进蛋白质、核酸代谢等，故具有延缓衰老和抗疲劳的作用。

(9) 龙血竭

龙血竭为百合科剑叶龙血树的树脂，主要分布在我国云南及东南亚国家。树皮被割破，便会流出殷红的汁液，像人体的鲜血，主要成分为龙血素B，微有清香，味淡微涩。血竭为专治血瘀之药，《本草纲目》记载："麒麟竭，木之脂液，如人之膏血。""河间刘氏云：'血竭除血痛，为和血之圣药是也。'乳香、没药虽主血病，而兼入气分，此则专于血分者也。"本品多为外用，主要用于骨伤科疾病，挫伤、骨折而疼痛，外科脓肿溃破久不收口而疼痛。对既有瘀滞又有

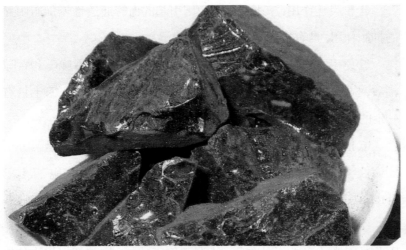

龙血竭

出血的病情，本品既能祛瘀，又能止血、止痛，促进愈合。

【性味与归经】性温、平，味甘、咸，无毒，归心、肝经。

【功能与主治】活血化瘀、消肿止痛、收敛止血、软坚散结、生肌敛疮。主治跌打损伤，金疮，瘀血凝滞作痛，疮溃破不易收敛等病症。

【用法与用量】内服：研末，1～2克，或入丸剂。外用：研末撒或入膏药用。

【注意】孕妇禁用。

【现代药理研究】

龙血竭具有抗炎、镇痛、抗菌、抗氧化、抗血小板聚集、保护心肌细胞、抗肺纤维化、改变血液流变学、降低NOS活性等多种作用。

①抗炎、镇痛作用：曹广军等对免加热工艺和传统工艺提取的龙血竭的抗炎、镇痛作用分别进行了实验。扭体实验表明免加热工艺提取的龙血竭有明显的镇痛作用，扭体次数显著减少。在体动物实验表明龙血竭及其三种主要化学成分剑叶龙血素A、剑叶龙血素B和龙血素B对非特异性广动力范嗣神经元的诱发放电频率具有浓度依赖的抑制作用，龙血竭溶液浓度在0.05%时产生最大抑制率，三种单体化合物共同组合时可产生相类似的抑制率，说明龙血竭及其单体化合物可通过抑制WDR神经元放电而阻断疼痛经过脊髓背

角的传导，产生镇痛效应。

②保护心肌细胞作用：邓嘉元等利用测定心肌细胞活力及培养液中LDH浓度来研究龙血竭总黄酮对乳鼠损伤心肌细胞的保护作用。在正常生长条件下，龙血竭总黄酮对心肌细胞活力及培养液中LDH浓度无影响，而在缺氧／复氧（NaSO）模型或过氧化物（HO）损伤时，龙血竭能显著降低培养液中LDH浓度，增强受损细胞活力，保护受损心肌细胞，其机制可能是清除或抑制自由基对心肌细胞损伤。

③抗肺纤维化作用：大鼠气管内滴入博来霉素诱导肺纤维化后灌胃给予龙血竭，于造模后第29天早晨处死，结果龙血竭组肺组织TGF[3、RIIRNA和I型胶原的表达均显著弱于模型组，HE切片显示肺内炎性细胞数显著降低。

④抗血小板聚集作用：人血小板体外试验证明，龙血竭氯仿部位提取的三种化合物在浓度为200~300mg／L时对ADP诱导的血小板聚集有抑制作用。张天宝等用试管比浊法进行了龙血竭提取物体外抗血小板聚集实验，结果显示3种提取物对血小板聚集均有一定抑制作用。

⑤抗氧化作用：龙血竭胶囊能够清除自由基，具有一定的还原能力，并可有效抑制Fe诱导的脂质过氧化反应和β-胡萝卜素／亚油酸的自氧化。提示龙血竭具有显著的抗氧化作用，其抗炎作用可能与清除自由基有关。

(10) 丹参

丹参又名赤参、紫丹参、红根等。为双子叶植物唇形科，干燥根及根茎。丹参始载于《神农本草经》，列为上品。以后历代本草均有收载，《吴普本草》记载："茎华小，方如荏（即白苏），有毛，根赤，四月华紫，三月五月采根，阴干。"《本草图经》称："二月生苗，高一尺许，茎干方棱，青色。叶生相对，如薄荷而有毛，三月开花，红紫色，似苏花。根赤，大如指，长亦尺余，一苗数根。"用于胸胁痛、风湿痹痛、症瘕结块、疮疡肿痛、跌打伤痛、月经不调、经闭痛经、产后瘀痛等。治疗胸胁疼痛、症瘕结块，以及月经不调、经闭经痛具有良效，常与川芎配伍应用。在治疗属于气滞血瘀方面的胸腹疼痛

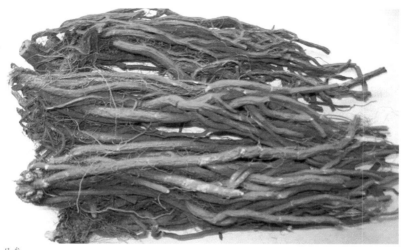

丹参

时，往往配合砂仁、檀香等药同用。用于温病热入营血、身发斑疹、神昏烦躁。常与鲜地黄、水牛角、玄参等药同用。用于心悸怔忡、失眠。常与酸枣仁、柏子仁等药配合同用。

【性味归经】苦，微寒。归心、肝经。

【功效主治】活血调经，祛瘀止痛，凉血消痈，清心除烦，养血安神。主治血瘀所致月经不调、痛经、经闭，产后瘀滞腹痛；冠心病心绞痛，动脉粥样硬化；慢性肝炎、肝硬化，腹腔包块或肿瘤；慢性肺心病，支气管哮喘；血不养心或心火偏亢，心悸不安，心烦失眠。

【用法与用量】内服煎汤，10～30克。

【注意】孕妇慎用。

【现代药理研究】

①强心作用：加强心肌收缩力、改善心脏功能，不增加心肌耗氧量。对血管的作用为扩张冠脉，增加心肌血流量；扩张外周血管，血流增加；脑血流量下降。抗血栓形成，提高纤溶酶活性；延长出、凝血时间；抑制血小板聚集（提高血小板内cAMP水平，抑制TXA2合成）；改善血液流变学特性（血黏度降低、红细胞电泳时间缩短），改善微循环。

②促进组织的修复与再生作用：丹参制剂治疗坏死心肌清除快；成纤维细胞分化、胶原纤维形成较明显；肉芽形成比较成熟。局部瘀血减轻、血液循环改善，愈合时间缩短。对过度增生的成纤维

细胞有抑制作用。

③保肝作用：改善肝微循环。

④抗菌作用：丹参制剂中含有隐丹参酮、二氢丹参酮，对体外的葡萄球菌、大肠杆菌、变性杆菌有抑制作用。

⑤降血脂作用：丹参能明显减少主动脉粥样斑块形成面积，一定程度上降低血清总胆固醇、甘油三酯。丹参可抑制高脂膳食家兔的血脂上升。通过研究发现丹参素还能抑制细胞内源性胆固醇的合成。

(11) 骨碎补

骨碎补别名崖姜、岩连姜、爬岩姜、肉碎补、石碎补等。真蕨目、骨碎补科蕨类植物，无臭，味淡，微涩。《本草新编》记载："骨碎补，味苦，气温，无毒。入骨，用之以补接伤碎最神。疗风血积疼，破血有功，止血亦效。同补血药用之优良，其功用真有不可思议之妙；同补肾药用之，可以固齿；同失血药用之，可以填窍，不止祛风接骨独有奇功也。"《本草纲目》："骨碎补，能入骨治牙，及久泻痢。昔有魏某久泄，诸医不效，垂殆，予用此药末，入猪肾中煨熟与食，顿住。盖肾主大小便，久泻属肾虚，不可专从脾胃也。《雷公炮炙论》用此方治耳鸣，耳亦肾之窍也。按戴原礼《症治要诀》云，痢后下虚，不善调养，或远行，或房劳，或外感，致两足痿软，或痛或痹，遂成痢风，宜用独活寄生汤，吞虎骨四斤丸，仍以骨碎补三分同研，取汁，

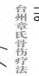

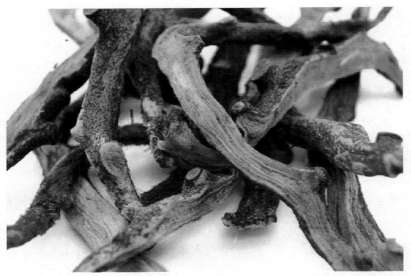

骨碎补

酒解服之，外用杜牛膝、杉木节，萆薢、白芷、南星煎汤频频熏洗，此亦从肾虚骨痿而治也。"

【性味归经】性温，味苦。归肝、肾经。

【功效主治】补肾，活血，止血。治肾虚久泻及腰痛，风湿痹痛，齿痛，耳鸣，跌打闪挫、骨伤，阑尾炎，斑秃，鸡眼。

【用法与用量】内服15～25克；浸酒或入丸、散。外用：捣敷。

【注意】阴虚及无瘀血者慎服。

【现代药理研究】

①槲蕨根茎水煎剂（20g/kg，30g/kg）及柚皮苷（相当原药20g/

kg）灌胃对实验性大鼠骨损伤愈合有促进作用。

②骨碎补水煎剂7.5～50g/kg灌胃，对大鼠实验性关节炎具有刺激骨关节软骨细胞代偿性增生作用，并能部分改善由于力学应力线改变造成关节软骨的退行性变，从而降低骨关节病变率。

③骨碎补双氢黄酮苷能增加体外培养大白鼠乳鼠心肌细胞的搏动频率，使收缩有力，并对心肌细胞有起搏作用，其作用机理，可能类似一种β–受体激动剂。

④骨碎补水煎液（100%）0.8ml/kg口服，对实验性高血脂兔可明显预防血清胆甾醇、甘油三酯的上升，并能防止主动脉壁粥样硬化斑块的形成。

⑤豚鼠实验提示，骨碎补煎剂与卡那霉素合用可减轻卡那霉素对耳蜗的毒性作用，但不能控制停药后中毒性耳聋的发展。

⑥骨碎补煎剂在试管内能抑制葡萄球菌的生长。骨碎补水煎剂7.5、10、25、50g/kg口服，对大鼠骨性关节炎模型，具有一定的改善软骨细胞、推迟细胞退行性变、降低骨关节病变率的功能，随剂量加大，作用增加，且在给药两个月后作用较佳。骨碎补水煎剂100g（生药）/kg/天在给予卡那霉素前两小时口服，连续八天，能减轻卡那霉素对耳蜗的毒性，但不能控制停药后中毒性耳聋的发展。

（12）杜仲

为杜仲科植物杜仲的干燥树皮。4～6月剥取，刮去粗皮，堆置

"发汗"至内皮呈紫褐色,晒干。《本草纲目》记载:杜仲,古方只知滋肾,惟王好古言是肝经气分药,润肝燥,补肝虚,发昔人所未发也。盖肝主筋,肾主骨,肾充则骨强,肝充则筋健,屈伸利用,皆属于筋。杜仲色紫而润,味甘微辛,其气温平,甘温能补,微辛能润,故能入肝而补肾,子能令母实也。按庞元英《谈薮》:一少年得脚软病,且疼甚,医作脚气治不效。路铃孙琳诊之,用杜仲一味,寸断片折,每以一两,用半酒半水一大盏煎服,三日能行,又三日痊愈。琳曰,此乃肾虚,非脚气也,杜仲能治腰膝痛,以酒行之,则为效容易矣。

【性味归经】性温,味甘。归肝、肾经。

【功能主治】补肝肾,强筋骨,安胎。用于肾虚腰痛,筋骨无力,

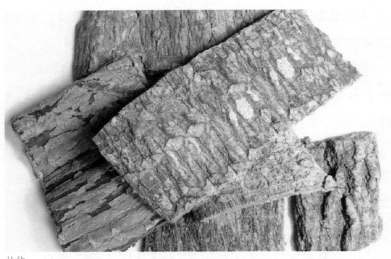

杜仲

妊娠漏血,胎动不安,以及高血压。

【用法用量】内服煎汤,6~10克。

【注意】阴虚火旺者慎服。

【现代药理研究】

①抗肿瘤作用:现代药理实验证明杜仲有抗癌和抑癌之功效,其有效成分与其所含的木脂素、苯丙素及环烯醚萜类化合物有关。杜仲水煎液可使实验动物血中嗜酸性粒细胞及淋巴细胞显著降低,血糖和血浆皮质醇含量升高,促进肝糖原堆积,导致胸腺萎缩。实验表明杜仲具有兴奋垂体—肾上腺皮质系统、增强肾上腺皮质功能的作用,说明杜仲作为助阳补肾药是有科学依据的。"肾"与机体免疫功能也存在一定联系。

②肾虚腰痛:许多慢性腰部疾病,包括腰部软组织、腰椎、后腹膜脏器、盆腔等的慢性病,如腰肌劳损、腰椎骨质增生、慢性肾病、慢性尿路感染、慢性盆腔炎、慢性强直性脊柱炎、慢性腰椎间盘突出症等,都有慢性腰酸腰痛的症状。病人腰痛腰酸,喜敲喜暖,中医辨证为肾虚或肾督亏损。杜仲与川断、补骨脂、菟丝子等同用,有改善症状的效果。这种腰痛腰酸不是消炎止痛片所能缓解的。杜仲是安胎的良药,并能治疗妊娠腰酸腰痛。

③降压:杜仲降低血压的作用是近代研究发现后才运用的,是中药应用的发展。它对原发性高血压和肾性高血压都有功效。现临

床上降压药很多，而很少使用杜仲制剂来治疗高血压，但杜仲改善头晕头痛、身体困重等症状的效果比较好。

④肾病：对慢性肾病、狼疮性肾炎，临床常用杜仲、川断与接骨木、落得打等药同用，短期内可改善腰酸腰痛，长期服用可减少蛋白尿。其机制可能与杜仲能促进肾上腺皮质功能，提高体内激素水平，改善肾小球血流等有关。它对肾性高血压也有协助降低的作用。

⑤对心血管系统的影响：杜仲乙醇提取物灌注大鼠离体心脏，可使心跳逐渐加快，心舒完全，振幅增大；杜仲醇提取物、水提取物均有明显的降压作用，杜仲炒炭后的降压作用比生品强。从杜仲皮分出的环烯醚萜苷类、木脂素类水溶性提取物口服有降压作用；对正常兔冠状动脉及肾血管有扩张作用；杜仲水煎剂灌胃给药，可使肝糖原含量显著增高，使血糖的含量也显著升高。

⑥对免疫功能的影响：杜仲有明显增强机体免疫功能的作用，有细胞免疫的双向调整作用。肾"阳虚"是由于垂体肾上腺系统的功能低下，使用温肾补阳药对垂体肾上腺皮质功能有一定调节作用。

(13) 乳香

乳香，本名薰陆，别名薰陆香、马尾香、乳头香、塌香、天泽香、摩勒香、多伽罗香等，为橄榄科常绿乔木的凝固树脂。因其滴下成

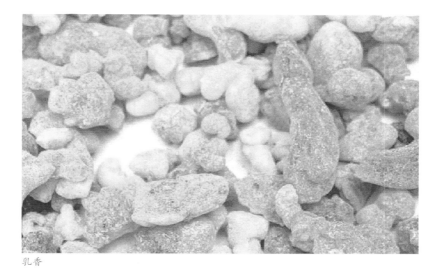

乳香

乳头状，故亦称乳头香。

《本草经疏》曰："风水毒肿，邪干心脾，恶气内侵，亦由二经虚而邪易犯。瘾疹痒毒，总因心脾为风湿热邪所干致之。脾主肌肉，而痛痒疮疡皆属心火，此药正入二经，辛香能散一切留结，则诸证自瘥矣。"《日华子》云："煎膏止痛长肉。"陈藏器云："治妇人血气，疗诸疮，令内消。则今人用以治内伤诸痛，及肿毒内服外敷之药，有自来矣。"乳香辛苦温，气芳香，辛能发散，苦能破，温能通，芳香走窜，入心肝脾经，则入血分，故能活血止痛。《本草纲目》曰："乳香香窜，入心经，活血定痛，故为痈疽疮疡，心腹痛要药。"常用以治疗痛经、经闭，风湿痹痛，心腹疼痛，跌打伤痛，痈疽疮疡等。《本草纲目》记载，乳香"消痈疽清毒"。故常用本品治疗疮疡痈疽等。乳香有"生肌"之功。古往今来，常用本品治疗疮疡溃破久不收口及瘾疹痒毒。内服外用均可。

【性味归经】性温、味苦。入心、肝、脾三经。

【功效主治】调气，活血，止痛，追毒。主治气血凝滞、心腹疼痛、痈疮肿毒、跌打损伤、痛经、产后瘀血刺痛。

【用法用量】内服：煎汤，3~8克；或入丸、散。外用：研末调敷。

【注意】孕妇忌服，无瘀滞者、痈疽已溃者忌用。

(14) 没药

没药又名末药，为橄榄科植物地丁树或哈地丁树的干燥树脂。

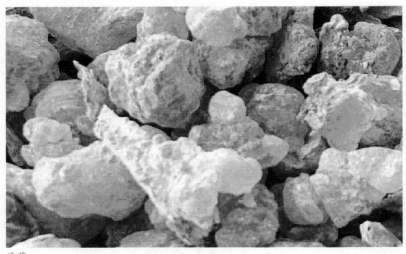

没药

主产于非洲索马里、埃塞俄比亚以及印度等地。采集由树皮裂缝处渗出的白色油胶树脂，于空气中变成红棕色而坚硬的圆块。打碎后，炒至焦黑色应用。《本草纲目》曰其"散血消肿，定痛生肌"。故常用于外伤肿痛、金疮杖伤、症瘕积聚。《本草经》记载，没药味苦平无毒。然平应作辛，气应微寒。凡恶疮痔漏，皆因血热瘀滞而成，外受金刃及杖伤作疮，亦皆血肉受病。血肉伤则瘀而发热作痛，此药苦能泄，辛能散，寒能除热。水属阴，血亦属阴，以类相从，故能入血分，散瘀血，治血热诸疮及卒然下血证也。肝经血热，则目为亦痛、肤翳，散肝经之血热，则目病除矣。乳香与没药皆能活血化瘀，行气止痛。但乳香辛香，以行气活血为主，长于止痛；没药苦泄，以活血散瘀为要，长于消肿。

【性味归经】苦、辛，平。心、肝、脾、肾四经。

【功效主治】散血祛瘀、消肿生肌止痛。主治胸腹瘀痛、痛经、经闭、症瘕、跌打损伤、痈肿疮疡、肠痛、目赤肿痛。

【用法用量】内服：煎汤，3~8克；或入丸、散。外用：研末调敷。

【注意】孕妇忌服，无瘀滞者、痈疽已溃者忌用。

4. 膝关节骨性关节炎（膝痹）方药简介

骨性关节炎，又称退行性关节炎、增生性关节炎。主要病变为关节软骨退行性变和继发性骨质增生，是由于关节退化、关节软骨破坏所致的慢性骨关节病，中医上属骨痹范畴。临床上以膝关节、髋关节多发，尤以中老年膝关节发病最常见，女性多于男性。多因年老体弱、肝肾亏损、气血不足而致，也有慢性劳损、受寒或外伤后所致。

章氏骨伤科将膝痹总结为四痹，膝痹治疗过程中，如果结合章氏针法、骨内刺血、膏药外敷，可以取得良效。

着痹，症见关节肌肉酸楚、重着、疼痛，肿胀散漫，关节活动不利，肌肤麻木不仁。舌质淡，舌苔白腻，脉濡缓。治当健脾利湿、行水消肿，方用四妙散（苍术、黄檗、牛膝、苡米）加味，加丹参、赤芍、僵蚕、萆薢、茯苓、泽泻、防己、益母草等。

此症多见于骨性关节炎合并滑膜炎，关节积水，积水严重者关节高度肿胀，屈伸不能，夜不得眠。西医治疗多以激素抑制炎症反应，但不少病例容易反弹，甚至难以抑制，投以章氏方药内服可取得意想不到的效果。

痛痹，症见关节疼痛，痛势较剧，部位固定，遇寒则痛甚，得热则痛缓，关节屈伸不利，局部皮肤或有寒冷感。舌质淡，舌苔薄白，脉弦紧。治当温经和阳，散寒止痛，方用阳和汤加减：牛膝、附子、熟地、鹿角胶、姜炭、肉桂、麻黄、白芥子、甘草。

虚痹，症见痹症日久不愈，关节屈伸不利，肌肉瘦削，腰膝酸软，舌质淡红，舌苔薄白活少津，脉沉细弱活细数。治当益气养血，滋阴生津，强筋健膝，方用芍药甘草汤加味，药用白芍、赤芍、甘草、牛膝、木瓜、五加皮、人参、黄芪、生地、熟地、山萸肉、菟丝子、杜仲、川断、寄生等。

郁痹，症见痹阻日久，肌肉关节刺痛，固定不移，活关节肌肤紫暗、肿胀，按之较硬，肢体玩麻活重着，活关节僵硬变性，屈伸不利，舌质紫暗活有瘀斑，舌苔白腻，脉弦涩。治当祛痰散结，行水利湿，方用白芥子散（白芥子、姜半夏、没药、桂枝、木香）加桃红四物汤（当归、川芎、熟地、红花、桃仁、红花）加味，加乌梢蛇、蜈蚣、防己、萆薢、泽泻、泽兰等。

5. 腰椎间盘突出症（腰腿痛）方药简介

腰椎间盘突出症在中医学里没有相应病名，但是引起腰腿痛的重要病因，属于中医里的"腰腿痛""痹症"等范畴。腰腿痛是骨伤科高发病。腰椎间盘突出症患者大部分在发病前有慢性腰痛史。中医认为腰为肾之腑，故腰病与肾的关系最为密切。肾主骨，生髓通于脑，《诸病原侯论·腰痛候》认为"凡腰痛病有五：一曰少阴，少阴肾也。七月万物阳气所伤，是以腰肾；二曰风痹，风寒著腰，是以痛；三曰肾虚，役用伤肾，是以痛；四曰暨腰，坠堕伤腰，是以痛；五曰寝卧湿地，是以痛。"

典型的腰椎间盘突出症特点为腰痛向臀部及下肢放射，腹压增加（如咳嗽、喷嚏）时疼痛加重，脊柱侧弯，腰椎生理弧度消失，病变部位椎旁有压痛，并向下肢放射，腰活动受限。下肢受累神经支配区有感觉过敏或迟钝，病程长者可出现肌肉萎缩。章氏骨伤科运用方药治疗腰腿痛也积累了相当丰富的经验，根据腰椎间盘突出发病特点结合中医辨证、辨病，将腰椎间盘突出分型治疗用方：

（1）气滞血瘀型：相当于发病急性期，腰腿痛剧烈，活动受限明显，不能站立、行走，肌肉痉挛，腰腿刺痛痛有定处，疼痛拒按，舌质暗，苔薄白，脉弦涩。

方药：身痛逐瘀汤配合利水消肿。

当归、川芎、五灵脂、香附、甘草、乳香、没药、牛膝、秦艽、桃仁、红花、地龙、泽泻、防己等。

（2）寒湿痹阻型：相当于慢性期，腰腿部冷痛重着，痛有定处，日轻夜重，遇寒痛增，得热则减，舌质淡，苔白腻，脉弦紧。

方药：独活寄生汤加减。

独活、桑寄生、杜仲、牛膝、党参、当归、熟地黄、白芍、川芎、桂枝、茯苓、附子、细辛、防风、秦艽、蜈蚣、乌梢蛇等。

（3）肝肾亏虚型：相当于康复期，腰腿痛缠绵日久，反复发作，劳则加重，卧则减轻，形寒畏冷，麻木乏力，舌质淡胖，脉沉细无力。

方药：六味地黄丸、八珍汤加减。

山药、山萸肉、茯苓、杜仲、桂枝、枸杞子、当归、川芎、狗脊、牛膝、川断、桑寄生、菟丝子等。

6. 章氏八厘散简介

章氏八厘散受七厘散启发。七厘散出自《良方集腋》，本方由血竭、麝香、冰片、没药、红花、朱砂、儿茶组成,研为末,黄酒冲服或调敷。用于跌打损伤、筋断骨折之瘀血肿痛,或刀伤出血。有活血祛瘀、止血止痛之功,是伤科常用方,内服外用皆可。七厘散方中血竭、红花活血祛瘀,乳香、没药散瘀行气,麝香、冰片窜通经络,朱砂、儿茶宁心止血。多数药为香窜辛散,行气活血之品,内服易耗伤正气,不宜多量久服,而且麝香极为名贵,不适合普通民众,朱砂有毒,只允短时少量服用。章氏骨伤科先人将两味药改成乳香、三七,借乳香香窜调气之强效,入心经,加强活血定痛;三七和营止血,通脉行瘀,行瘀血而敛新血。加当归活血又养血,使得组方力峻速效而不伤正气。

组方:当归、血竭、川芎、红花、没药、乳香、三七、冰片,研末密封,置阴凉处。

[肆]外用制剂

1. 概述

祖国医学自古以来就重视内病外治疗法的应用,在原始社会,人们就有用树叶、草茎涂伤口,偶然治愈疾患并发现了药物的作用,并在多种疾病的治疗中,积累了丰富的经验。《殷墟卜辞》中有二十二种疾病使用了外治法。《五十二病方》记载了"利赤蝎,以血涂之",还最早记载了酒剂外用;《黄帝内经》多个篇章有关于外治的论述,如《灵枢·刺节真邪》说"桂心渍酒,以熨寒痹"。晋·葛洪《肘后备急方》对黑膏药制法、条件、用具均有详细记载。外治法是中医重要的特色，在伤科领域外用药同样占有重要地位。譬如说，"膏药即针灸之变"；又如"汤药不足尽病，人之疾病，由外入内，其流行于经络脏腑，必服药乃驱之，若其病既有定所，在皮肤筋骨之间可按而得者，用膏贴之，闭塞其气，使药性从毛孔而入其腠理，痛经贯络，或提而出之，或攻而散之，较服药尤有力"。

　　章氏骨伤科源于台州黄岩西乡，贫病者多，且山多路峻险易受伤，加之地理偏僻，药源缺乏，民众渴求简、便、廉、验的治疗方式，章氏骨伤先人非常注重外用药的制备，第五代传人章显法就曾研发接骨软膏，并将公鸡腿骨折断，外敷以观察疗效，此事在当时广为流传。经过多次调整配方验证后，他将膏药运用在骨折病人身上，果然取得了出色的效果。

　　与内治相比，外治更为简便，病家可即时得药，病人回家后也可以自己使用，"膏药虽贴后去，取病家亦可以自主"。大大简化了疾病的治疗过程，对于某些不愿口服汤药的人，外治是最佳选择，这是外治用法上的优势。清代外治大家吴师机说："内、外治皆足防世急，而以外治佐内治，能两精者乃无一失。吾为医家计，似不可小备此外治一法，若谓吾薄内治则吾岂敢。"说明他提倡医家要两者皆精，而不是要独重某一门，薄彼厚此。

　　经过多年传承，章氏中药外用大体有酊剂、软膏、黑膏药、熏洗剂、散剂五大类。

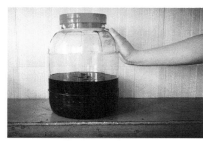
15升装筋骨痛痹消酊

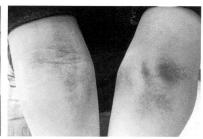
蘸酒拍打后排出瘀毒

2. 筋骨痛痹消酊

酊剂是把生药浸在酒精里而成的药剂，如颠茄酊、碘酊等，简称酊。

章氏筋骨痛痹消酊配方如下：透骨草，刘寄奴，红花，麻黄，川芎，威灵仙，五灵脂，川乌，草乌，五加皮，加75%酒精，浸泡一周过滤后即可使用。

主要用于治疗骨性关节炎、关节肿胀、麻木重着、遇寒加重、屈伸不利、活动功能障碍和颈腰椎病引起的颈肩酸、沉、胀痛等。

使用时用手蘸适量药酒，涂于病患处，并用手掌部由轻到重拍打患处，以病人疼痛耐受为度，随拍打力度增加，病患处由于药物渗透逐渐血脉扩张，经气激发之后病邪亦逐渐随之排出。

3. 章氏黄金软膏

章氏黄金软膏组方主要用于急性损伤，如关节韧带扭伤、挫伤，骨折脱位引起的疼痛、肿胀、瘀青等，具有凉血消肿止痛之功效。由

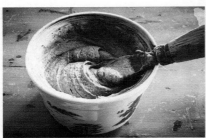

制作完成的黄金软膏

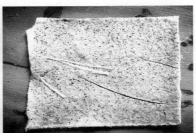

摊涂于棉布上的黄金

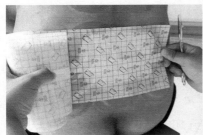

用于急性腰扭伤

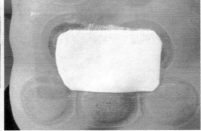

辅以PU膜外贴

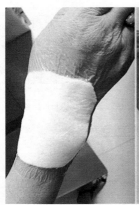

用于腕关节扭伤

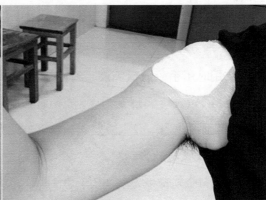

用于肩关节扭伤

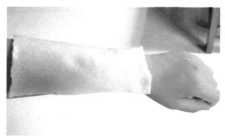
前臂骨折整复后外敷黄金软膏

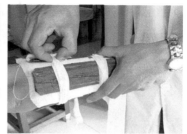
杉树皮小夹板外固定

于含有红花、大黄、黄檗，其色泽显浅金色，故称黄金软膏。

基质：凡士林、羊毛脂、液状石蜡适量比例调制而成。

药方组成：红花、黄檗、苍术、连翘、黄芩、苦参、赤芍、栀子、大黄、生地、当归、黄连、血竭、泽泻、樟脑、冰片等。

4. 黑膏药

膏药是五大药物剂型——丸、散、膏、丹、汤之一。膏药的应用早在《内经》中就已有了记载。东汉末年杰出的医学家张仲景在其名著《伤寒杂病论》中有"膏摩勿令九窍闭塞"，李时珍的《本草纲目》对膏药的方型、使用记载颇详。历代医家配置和应用膏药治病的经验和应用成果的论述也较多。膏药最早称"薄贴"，汉代开始称为"膏药——外治法"。汉代"华佗神膏"为治疮伤之膏。直到清代吴尚先编著的《理瀹骈文》，对膏药有了进一步的阐述，并提出了著名的"一是拔，一是截"理论，对后人研制和应用膏药起了借鉴作用。随着时代的发展，膏药从来就没有退出过筋骨病的治疗。对病人而言，它具有便于使用和携带方便的优点。现代研究认为传统黑膏药载药量大，可持续控制给药速度，避免峰谷现象，减少药物的毒副作用。因为有多项优点，章氏骨伤科治疗体系里一直沿用至今，并结合一些现代的药理学研究改进配方。

章氏黑膏药分两种，一是章氏万灵膏，主要用于慢性风寒湿痹引起的各种慢性骨伤痛性疾病，譬如颈椎病、肩周炎、筋膜炎、腰肌劳损、网球肘、骨性关节炎等。主要组方：生南星、川乌、草乌、生半夏、麻黄、荆芥、防风、秦艽、鸡血藤、丁香、肉桂、乳香、没药、胡椒、附子、肉桂、干姜、川芎、苍术、高良姜、白芥子、羌活、独活、威灵仙、蜈蚣、乌梢蛇、地鳖虫、独活、防风、杜仲、牛膝、威灵仙、香附、当归、元胡、皂角、冰片、樟脑等。二是章氏定痛膏，主要用于急性软组织挫伤，关节韧带扭伤症见瘀肿疼痛、肢体活动障碍等。主要组方：透骨草、大黄、赤芍、丹皮、三棱、莪术、乳香、没药、元胡、地鳖虫、川芎、红花、泽兰、薄荷、冰片等。

以章氏万灵膏为例，黑膏药制作基本分六步骤：

（1）药料的提取：取麻油放锅中，微热后将鸡血藤、生南星、麻黄、蜈蚣、乌梢蛇、地鳖虫等先投入，加热并不断搅拌，直至药料炸至表面深褐色、内部焦黄为度。此时漏勺捞去药渣，去渣后的油为药油。

（2）炼油：取上述药油继续熬炼，待油温度上升到320℃改用中火。炼油的火候一可看油烟，开始为浅青色，渐为黑而浓，进而为白色浓烟，无风时白烟直上；二是看油花，沸腾开始时，油花多在锅壁周边附近，当油花向锅中央聚集时为度；三是看滴水成珠，取少许药油滴于水中，不散开成珠状为度。

（3）下丹：药油炼成后，离火下丹，一般500克油可加250克左右丹，根据季节变化调节比例。边少量加丹，边搅动，一定要向同方向搅拌。搅成黏稠的膏体，膏药不粘手，拉丝不断为好，过硬则老，过黏则嫩。

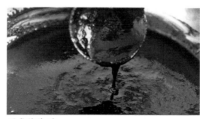
黑膏药基质

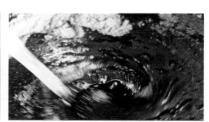
加入药粉搅拌

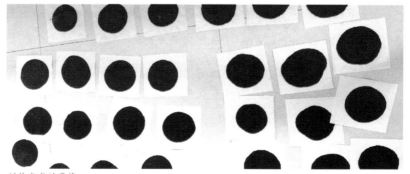
制作完成的膏药

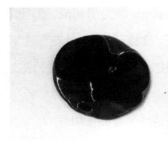 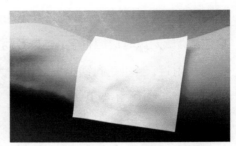

制作完成的黑膏药 用于膝痹治疗

（4）去火毒：膏药制成后放入冷水浸泡，每一日换一次水，七日后去火毒。

（5）将膏药融至100℃，将药粉（过100目）加入不断搅匀（丁香、乳香、没药、冰片、香附、胡椒等芳香易挥发药粉待膏药温度下降至70℃再投入）。

（6）摊制成膏。

5. 外用熏洗剂

患部皮肤熏蒸、淋洗、浸浴以达到内病外治的一种疗法，历史悠久，源远流长。古代文献中称之为"气熨"、"溻渍"或"淋洗"等。早在《金匮要略》中已经记有"狐惑之为病……蚀于下部则咽干，苦参汤洗之"。章氏骨伤科一般将熏洗应用在肢体损伤后期，肢体肿胀、疼痛痿麻、运动障碍等，分为上肢损伤和下肢损伤熏洗。具有活血通络、温经散寒等作用。

上肢损伤熏洗组方：桂枝、海桐皮、苏木、威灵仙、荆芥、千年

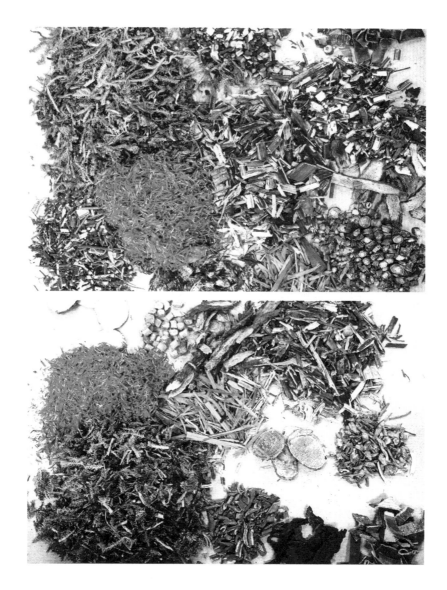

健、防风、透骨草、刘寄奴、伸筋草、红花。

下肢损伤熏洗组方：伸筋草、透骨草、五加皮、莪术、秦艽、海桐皮、千年健、木瓜、红花、苏木、牛膝、三棱。

6. 金创定痛散

主要组方：栀子、黄芩、黄连、黄檗、天花粉、大黄、蒲黄、乳香、没药、炮山甲、龙血竭、三七、冰片等。共研细末过100目，调油或水蜜外敷。

主要用于各种锐器创伤，皮肤破溃，热毒陷于经络、红肿热痛，具有消瘀清热、止血凉血、泻火解毒之功效。

现代章氏骨伤科常把此方用于各种皮肤溃疡、术后伤口迁延不愈，将药粉经无菌消毒后敷于创面，可有效地排脓生肌，促进伤口愈合。

[伍]经络经筋养生

1. 经络养生

"经脉者，人之所以生，病之所以成，人之所以治，病之所以起。"

"经脉者，所以能决生死，处百病，调虚实，不可不通。"

——《黄帝内经》

经络、经筋是中医理论体系的重要组成部分，在诊疗实践中亦发挥着不可替代的作用。掌握经络、经筋的生理特点并调节经络、经筋还可以达到养生健体之功效。章氏骨伤科在历代传承过程中，对经络、经筋养生也积累了丰富的经验，不仅在治疗过程中推崇针法调节经络、经筋气血、疏通经筋，在保健方面也首推经络、经筋养生。

(1) 什么是经络

经络即人体气血运行的通道，连接五脏六腑，纵横交错，遍布全身。经络系统是中医独特的基础理论，经络和脏腑共同成为中医脏象理论的两大支柱。经络体系包括十二正经、奇经八脉、十二经别、十五络脉以及十二经筋、十二皮部。其中十二正经主要循行于人体内脏及肢体头部，而奇经八脉则主要循行于人体腹背，并对十二正经气血起调节作用，十二经别又是十二正经在胸腹及头部的重要辅助支脉，其作用在于补充十二正经循行不足。十五络脉则是正经加强内脏与体表、四肢之间联系的分支，十二经筋循行于躯表筋肉，十二皮部则分布于人体肤表。由上述经络体系构成密集的网络组织遍布人体，纵横交错无所不至，可起内联脏腑外络肢节的作用。

(2) 经络的作用

①经络具有联系脏腑和肢体的作用。

②经络具有运行气血、濡养周身、抗御外邪、保卫机体的作用。

③经络具有感应传递信息、调节人体平衡的作用。

对于普通群众而言，要记住全身繁杂的穴位分布及功效几乎不可能，因此章氏骨伤科在传统经络走行及功能主治的基础上，总结了十二经络容易瘀堵的部位，只要经常疏通这些容易瘀堵的部位，就能达到经络气血畅通及相应脏腑功能调和。至于疏通的方法有多种，方便使用的方法有手法按揉、经络拍打（手、拍打工具等）、刮痧、拔罐等。

十二经络经筋走行、功能主治、穴位分布及常见瘀堵区如图所示。

（3）手太阴肺经

经脉循行：循行于上胸外侧，行于上肢内侧面桡侧，到达拇指末端。腕后支脉：从列缺穴分出，走向食指桡侧端，与手阳明大肠经相接。

肺经常见症状：怕风、易汗、咽干咳嗽；过敏性鼻炎、皮肤干

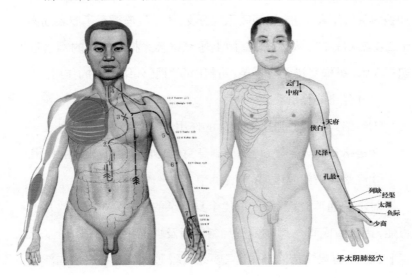

手太阴肺经穴

燥、容易过敏；动则气短胸翳，面色皮肤无华。

肺经主治疾患：

①呼吸系统疾病：如急慢性支气管炎、咳嗽、胸痛、气喘、咯血等。

②五官疾病：如咽炎等。

③经脉所过部位疾病：如掌心热、上肢前外侧缘疼痛等。

（4）手阳明大肠经

经脉循行：起于食指桡侧末端，行于上肢外面桡侧，经肩前、颈部、下齿到达鼻旁（与足阳明胃经相接）。

大肠经常见症状：牙痛、头痛、口干、皮肤过敏、青筋斑点多、

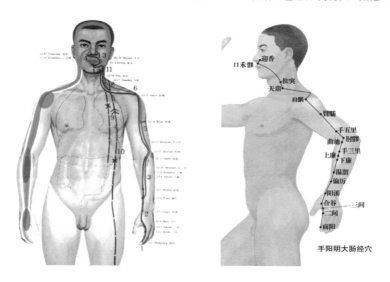

手阳明大肠经穴

肠胃功能减弱、肩周痛、慢性咽喉炎。

大肠经主治疾患:

①上呼吸道感染:感冒发烧、咳嗽、头痛等。

②头面五官疾病:面部痉挛、面瘫、颈部淋巴结肿大、耳鸣、耳聋、鼻窦炎等。

③过敏性皮肤病:如皮肤瘙痒等。

④经脉所过部位病:手指手臂肿痛,肘、肩肿痛。

(5) 足阳明胃经

经脉循行:起于目下,经面一周,行于颈前及胸腹前,至下肢外

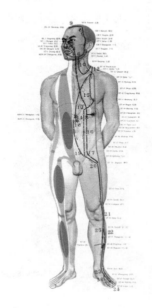

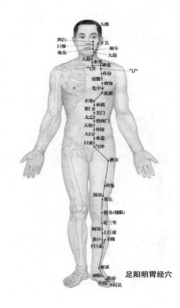

足阳明胃经穴

侧前面，到达次趾外侧末端。足背部支脉：从足背上（冲阳）分出，进入足大趾内侧端（隐白），与足太阴脾经相接。

胃经常见症状：咽喉痛、胃痛、怕热、消化不良、倦怠、膝关节酸痛、便秘、唇干、舌燥、身体消瘦。

胃经主治疾患：

①胃下垂、肠麻痹、胃肠神经官能症等。

②头面五官疾病，如头痛、牙痛、面神经麻痹、腮腺炎等。

③经脉所过部位病：如胸痛、膝关节痛、下肢痿痹、偏瘫等。

④其他疾病：神经衰弱、身体虚弱、乳腺炎等。

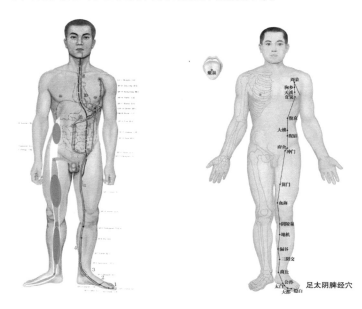

足太阴脾经穴

(6) 足太阴脾经

经脉循行：起于足大趾内侧末端（隐白），行于小腿内面前侧，经小腿中央、大腿内面前侧，到达腹、胸前外侧。胃部支脉：上行过横膈，流注于心中，与手少阴心经相接。

脾经常见症状：脘腹胀气、吸收不良、口淡、容易呕吐、容易倦怠、虚肥、头涨、头脑不清、湿重、脚肿、便溏、关节酸胀、糖尿病。

脾经主治疾患：

①消化系统疾病：如消化不良、肠麻痹、腹泻、便秘、胃肠功能紊乱等。

②泌尿生殖系统疾病：如月经不调、痛经、经闭、盆腔炎、前列腺炎、遗精、阳痿等。

③经脉所过部位病：如下肢瘫痪、风湿性关节炎等。

（7）手少阴心经

经脉循行：从腋下，行于上肢内面尺侧，到达小指桡侧末端（少冲）。与手太阳小肠经相接。

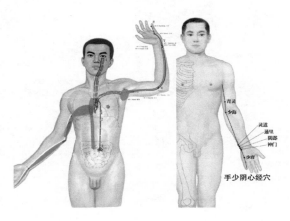

手少阴心经穴

心经常见症状：

心烦、心惊、心悸、心闷、心痛、短气，上气有压力感，忧郁易怒，口腔溃疡、口干口臭。

（8）手太阳小肠经

经脉循行：起于小指尺侧末端（少泽），行于上肢外面尺侧，经肩胛、颈、目下到达耳前。颊部支脉：上行目眶下，抵于鼻旁，至目内眦（睛明）与足太阳膀胱经相接。

小肠经常见症状：小腹绕脐而痛，心翳闷，头顶痛；容易腹泻，手脚寒凉；吸收不良，虚肥；肩周炎。

小肠经主治疾患：

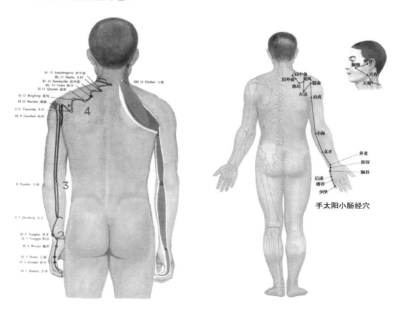

手太阳小肠经穴

①头面五官疾病：耳聋、中耳炎、腮腺炎、扁桃体炎、目疾等。

②经脉所过部位病：肩背疼痛、肘背疼痛等。

(9) 足太阳膀胱经

经脉循行：起于目内眦，经头顶、颈部行于脊柱两侧，至下肢外侧后面，过外踝，到达足小趾外侧。

膀胱经常见病症：恶风、怕寒、目痛、迎风流泪、鼻塞多涕、颈项不舒、头痛、腰背肌肉胀痛、腰膝酸软、静脉曲张、尿频尿多、尿黄小便不通、前列腺肥大。

膀胱经主治疾患：

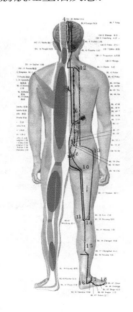
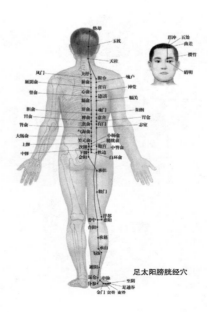

足太阳膀胱经穴

①呼吸系统疾病：感冒、肺炎、支气管炎、肺结核等。

②心血管系统疾病：心律不齐、心绞痛等。

③消化系统疾病：肠炎、胃炎、痢疾、消化不良、溃疡、胃下垂、胆囊炎、肝炎等。

④泌尿生殖系统疾病：闭经、痛经、月经不调、肾炎、盆腔炎等。

⑤其他：神经衰弱、痔疮等。

⑥经脉所过部位病：头痛、颈背痛、腰腿痛、风湿性关节炎等。

(10) 足少阴肾经

经脉循行：起于足小趾下，从足心行于下肢内面后侧，到达腹胸

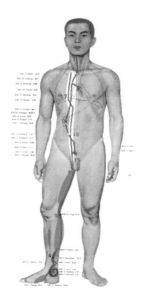
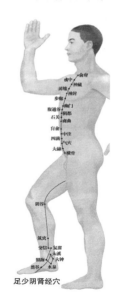

足少阴肾经穴

内侧。

肾经常见症状：手足怕冷、口干舌燥、腰膝酸痛、慢性咽喉炎、月经不调、性欲减退、前列腺肥大、足跟痛、尿频、尿少、尿黄。

肾经主治疾患：

①泌尿生殖系统：阳痿、遗精、痛经、肾炎等。

②五官疾病：耳聋、耳鸣、牙痛等。

③其他：休克、中暑、中风等。

(11) 手厥阴心包经

经脉循行：从乳头外侧经胸，行于上肢内侧当中，到达中指末端。掌中支脉：从劳宫穴分出，沿无名指尺侧到指端，与手少阳三焦

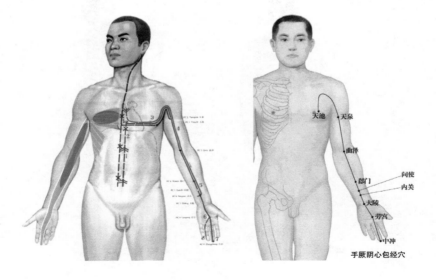

手厥阴心包经穴

经相接。

心包经常见症状：失眠多梦、易醒难入睡、心烦健忘、胸闷口干、神经衰弱。

心包经主治疾患：

①心血管疾病：心动过速、心动过缓、心绞痛以及神经官能症等。

②神经精神疾病：神经衰弱、精神分裂症等。

③其他：胸闷、胃痛、呕吐、肘臂痛、掌心热等。

（12）手少阳三焦经

经脉循行：起于手无名指尺侧末端，行于上肢外侧当中，经肩

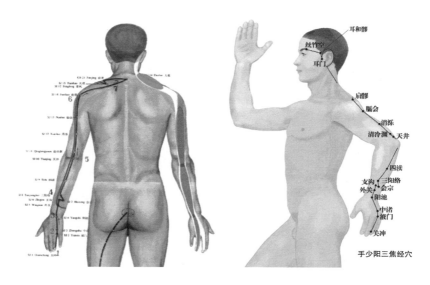

手少阳三焦经穴

上、颈部、耳后到达眉梢。耳部支脉：从耳后入耳中，出走耳前，到达目外眦，与足少阳胆经相接。

三焦经常见症状：偏头痛、头晕耳鸣、上热下寒、手足怕冷、倦怠、易怒、皮肤容易过敏、肌肉关节酸痛无力、食欲不振。

三焦经主治病变：

①五官疾病：偏头痛、面神经麻痹、耳鸣、咽炎、淋巴结肿大等。

②经脉所过部位病：颈项痛、肩背痛、手背肿痛等。

(13) 足少阳胆经

经脉循行：起于目外眦，行于头顶、头顶外侧、颈部，经胸腰侧面至下肢外侧正中，到达第四趾外侧端。足背部支脉：从足临泣分出，沿第一、二跖骨之间，至大趾端（大敦）与足厥阴肝经相接。

胆经常见症状：口干口苦、偏头痛、容易惊悸，善叹息、便溏、便秘、皮肤萎黄、消化不良。

胆经主治疾患：

①肝胆疾病：胆绞痛、胆囊炎、肝炎等。

②头面五官疾病：偏头痛、眼

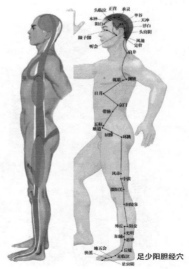

足少阳胆经穴

痛、颈项痛、牙痛、面神经麻痹等。

③经脉所过部位病：如肋痛、髋关节痛、膝关节痛等。

（14）足厥阴肝经

经脉循行：起于足拇趾外侧端，行于小腿内侧，经大腿内面中央，经前阴部到达肋下。

肝经常见症状：口干口苦、情志抑郁、胸胁胀痛；眩晕、血压不稳、易怒冲动；皮肤萎黄、易倦乏力、前列腺肥大；月经不调、乳房疾病、小便黄。

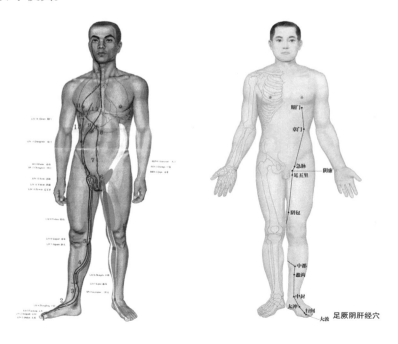

足厥阴肝经穴

肝经主治疾患：

①泌尿生殖系统：痛经、崩漏、前列腺炎、膀胱炎、疝气痛等。

②肝胆疾病：急慢性肝炎、胆囊炎、肝脾肿大等。

③其他：头顶痛、眩晕等。

2. 经筋养生

(1) 什么是经筋?

《灵枢·经脉》曰："人始生，先成精，精成而脑髓生，骨为干，脉为营，筋为刚，肉为墙，皮肤坚而毛发长，谷入于胃，脉道以通，血气乃行。"《灵枢·大惑论》曰："肌肉之精为约束，裹撷筋骨血气之精，而与脉并为系。"表明经筋与经脉同源共生，联系密切，相随并行。明代张介宾提出："十二经脉之外而复有经筋者，何也? 盖经脉营行表里，故出入脏腑，以次相传；经筋联缀百骸，故维络周身，各有定位……故十二经筋皆起于四肢指爪之间，而后盛于辅骨，结于肘腕，系于关节，联于肌肉，上于颈项，终于头面，此人身经筋之大略也。"由此可见，十二经筋是属于十二经脉之气结聚于筋肉关节的体系，是十二经脉的外周连属部分，实质是对人体韧带、肌肉及其附属组织生理和病理规律的概括和总结，十二经筋系统包括：足太阳经筋、足少阳经筋、足阳明经筋、足太阴经筋、足少阴经筋、足厥阴经筋、手太阳经筋、手少阳经筋、手阳明经筋、手太阴经筋、手心主（厥阴）经筋、手少阴经筋。

(2) 经筋的作用

经筋结构包含现代医学解剖中的肌肉、肌腱、筋膜、关节囊、腱鞘、韧带等软组织及神经、血管、淋巴等系统。结构上的作用是约束骨骼、控制关节的活动,保持人体正常的运动功能,此外,还有"络缀形体,著藏经络、通行气血,沟通上下、内外,应天序、护脏腑"等功能。可见经筋首先是一个机体平衡系统,并保护人体的重要神经、血管、内脏等结构。

《黄帝内经》认为"筋与脉并为系",少林达摩《易筋经》云:"筋弛者、筋挛者、筋靡者、筋弱者、筋缩者、筋壮者,筋舒者、筋劲者、筋和者,种种不一,悉由胎。如筋弛则病,筋挛则瘦,筋靡则痿,筋弱则懈,筋缩则亡,筋壮则强,筋舒则长,筋劲则刚,筋和则康。"《易筋经》详细描述了经筋的生理病理特点,并提示了经筋疾病的多样性。薛己《正体类要·序》指出:"肢体损于外,则气血伤于内,营卫有所不贯,脏腑由之不和。"指出形体内外之间,在生理上是相互联系、相互协调的,在病理上是相互转变、相互影响的。如果经筋筋骨有损伤必影响气血,致脉络受损,血瘀气滞,会影响到内脏功能活动。同样,内脏病变也会反映到体表的经筋上,即"有诸内,必行于外""病藏于内,证形于外"。

现代医学研究表明,人体众多的疼痛性疾病中,大约有70%由肌筋膜病变即肌筋膜触发点引起,肌筋膜触发点不但可以引起疼痛，还可以引起自主神经功能紊乱，导致一系列内脏功能障碍的症状，如眩晕、恶心、心慌、胸痛、胸闷、失眠、胃肠功能失调、女性月经紊乱等。现代解剖中的肌筋膜也归属经筋系统，因此通过筋膜养生能达到调节脏腑功能是有科学依据的。

（3）经筋拉伸操

经筋养生自古就被医家推崇备至，如五禽戏、八段锦、易筋经等功法均以锻炼经筋为基础，再配合吐纳调节气机达到养生健体的功效。章氏骨伤科不仅在骨伤疾病的诊治过程中对经筋平衡的调整得心应手，在康复保健中也非常注重经筋锻炼，并总结出一套能松解人体十二经筋的拉伸操。

拉手太阴经筋、手厥阴经筋、手少阴经筋

①双手放在头颈后侧，十指相扣，双肩展开扩胸，同时头颈部做后伸动作带动上肢外展。此时肩、胸部有拉紧感。

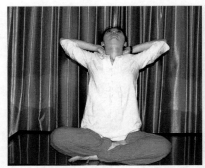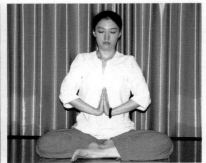

拉手太阴经筋、手厥阴经筋、手少阴经筋（①、②）

②双手合十掌，各手指垂直朝上，掌根部贴紧往下压，此时感觉小臂内侧有拉紧感。

拉手太阳经筋、手少阳经筋、手阳明经筋

①左手置于身后，手背紧贴右侧腰部并沉肩，右手置于头部左侧并轻轻拉动，此时感觉到颈侧面有拉紧感。头部可以小幅度转动，能拉伸到颈部不同的部位。

②右手置于左侧肩后，左手置于右肘关节后侧并轻轻往对侧拉

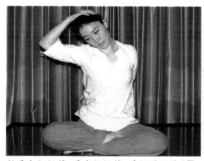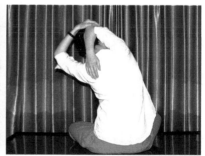

拉手太阳经筋、手少阳经筋、手阳明经筋（①、②）

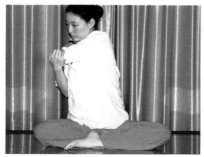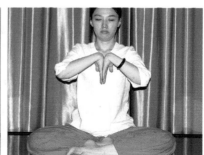

拉手太阳经筋、手少阳经筋、手阳明经筋（③、④）

动,此时感觉身体侧面有拉紧感。

③左手搭于右侧肩部,右手置于左肘后并往后侧推拉,上半身同时往右侧旋转,此时左侧肩背部有拉紧感。

④双手背靠拢并屈腕关节,肩、肘下沉,可配合轻轻握拳,此时腕背、前臂背侧有拉紧感。

拉足太阳经筋

①左腿屈曲,足跟部贴近大腿,上身前屈下压,双手触摸右脚尖,此时右大腿后侧,腰背部有拉紧感。

②仰卧,借助布带等工具,绕于足底,直腿抬高到最大限度,膝关节伸直,此时大腿后侧有拉紧感。

拉足太阴经筋、足少阴经筋、足厥阴经筋

①坐位双足底相对,并贴紧腿根部,上身前屈,双肘置于腿上下压,此时大腿内侧有拉紧感。

②一腿前屈另一腿后伸作"弓箭

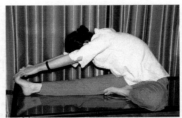
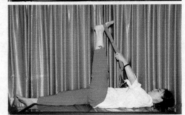

拉足太阳经筋(①、②)

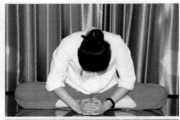
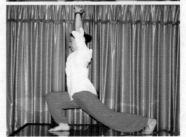

拉足太阴经筋、足少阴经筋、足厥阴经筋
(①、②)

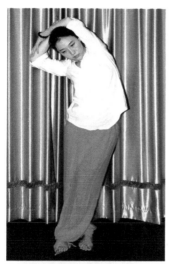

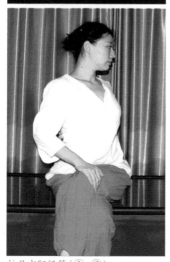

拉足少阳经筋（①、②）

步"，双臂上举于头顶十指相扣尽量后伸，此时胸、腹部及大腿前缘有拉紧感。

拉足少阳经筋

①双腿交叉站立，前交叉一侧手臂上举于头后，另一手置于肘关节后缘，带动身体侧弯。此时身体侧面有拉紧感。

②"二郎腿"坐位，一手放在膝关节外侧，另一手置于对侧腰后，上半身旋转。此时臀部及大腿外侧有拉紧感。

以上各个拉经筋动作要求逐渐用力，缓和而持续。刚开始锻炼时可以从坚持10秒开始，视身体情况延长至3~5分钟，每次挑选3~5个动作。经常锻炼可有效缓解经筋的紧张，重新激活肌肉张力，双向调节神经的兴奋或抑制状态，促进血液循环、经络畅通，调节脏腑功能，达到筋柔百病消的目的。尤其对慢性颈腰椎病的康复保健有着十分显著的功效。

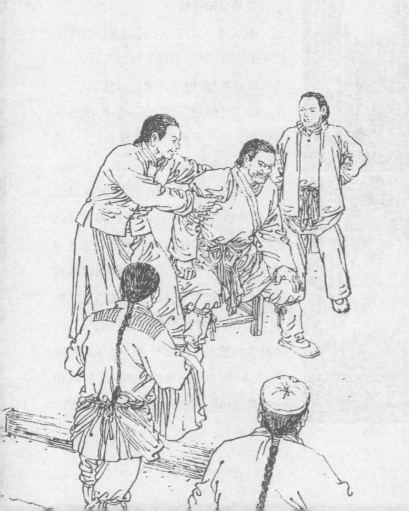

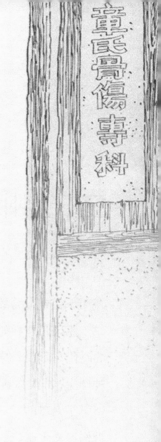

三、台州章氏骨科世家

三、台州章氏骨科世家

[壹]历代传人的故事

　　章氏骨伤科始创于1823年，传承至今，已历七代，在近两个世纪的时代风云变幻中，章氏骨伤科始终以"仁和清正、精术济世"为精神理念，历久弥新，不断发展超越。历代传人在行医过程中，在当地留下了大量的民间故事，这些具有代表性的民间故事，已成为章氏骨伤科文化遗产的重要组成部分，这些故事生动体现了章氏骨伤科的发展脉络、医疗特色与精神内涵，也传达了当地百姓对章氏骨伤的良好口碑。章氏第七代传人历时两年，在章氏骨伤发源地和传承地，深入群众，采访数十人，收集整理出章氏历代传人行医故事数十

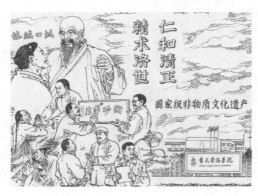

则。现甄选十则，以飨读者。

章正传缘遇云游僧

　　浙江黄岩松岩山一带，澄江如练，风景秀美，人杰地灵，松岩山下有个美丽的乡村叫焦坑

村，章氏骨伤科源于这里，晚清这里还出过榜眼喻长霖。

章氏骨伤科创始人章正传，年轻时习武，力大无比，常挑数百斤木柴来往于焦坑老街，见者咂舌。其为人豪爽，喜欢四处交游，不管老少，均以诚相待，故而人缘极好，朋友众多。

清道光三年（1823年），一日，章

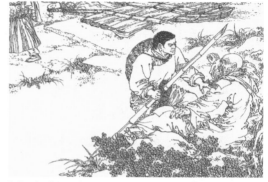

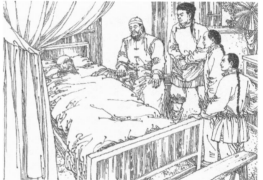

正传卖柴回家，见一褴褛老僧躺在澄江浮桥边奄奄一息，行人无人相顾。章正传心生恻隐，上前探问，方知老僧来自北方，云游至此，不想突染痢疾，数日未进半粒米粮，体力不支，故晕倒在此桥边。

章正传同情老僧，二话没说，把老僧背回家中，叫兄弟从黄岩县城请来郎中为其诊治调理，悉心照顾半月，老僧渐渐康复，从此与章正传成为好友。但老僧对自己的过往并不多谈，正传也不多问，只

160

台州章氏骨伤疗法

把他当个寻常的游方和尚。

清朝时期，黄岩大山里多山寇土匪，时不时下山扰民。正在老僧准备辞别的前一晚，有一伙土匪又窜到焦坑打家劫舍。正传兄弟三人准备了刀棍，拼死抵抗土匪，可土匪人多势众，尽管正传等人有武功，但仍寡不敌众，被逼入屋内。

正在危急时刻，突然听到老僧大喝一声，左右腾挪，赤手空拳，眨眼工夫，就把冲入屋内的持刀匪徒一一扔了出去。

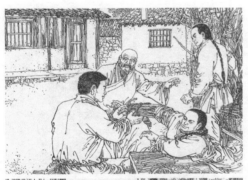

为首的土匪见遇到了真正的高手，不敢造次，悻悻然撤出了焦坑村。老僧卓绝的武功看得章正传兄弟三人目瞪口呆。

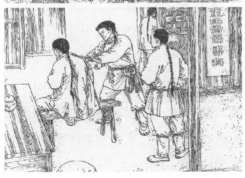

匪徒一退，章氏三兄弟就下跪在地，欲拜老僧为师学武。可老僧连连摆手，说承受不起，传授武术万不敢当。正传问其故，老僧这才解释，三兄弟乃其救命恩人，非不肯教授，而是细观章氏兄弟，其中有一人一身傲气，有争勇好斗之相，如若习武，对本人甚至子孙不利，故而不敢教。

正当章氏三兄弟失望之际，老僧又说："习武可为个人防身健体之用，吾有一技，可造福四方乡邻，更能积德于子孙，如若肯学，必当倾囊相授。"

章正传询问何技，老僧说："中原佛家正骨之术。"章氏兄弟商议，当下决定弃武学医，正式拜那老僧为师，学习其独门的柳木接骨法。

老僧感于章正传待人真诚，宅心仁厚，遂把所学毫无保留，一一传授于他。

数月后，见章正传已得精髓，便留下"诚心诚德"四字，飘然而去。

章正传谨奉师训，苦心钻研，实践改良，终开章氏骨伤科一脉。故章氏骨伤实源于中原佛家伤科，结合江南民间疗伤特色，独成一派。

小杉板与麻沸散

关于章正传开创章氏骨伤的传说，在焦坑流传很多，特别是章氏杉皮夹板术和麻沸散的故事。相传有一次，章正传到永宁山里为伤者诊疗，在山道上遇到一只骨折跛行的小鹿，乃猎户钢夹所伤。正传心生仁慈，为小鹿救治，无奈小鹿挣扎无度，柳木板难以固

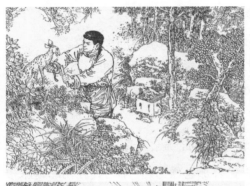

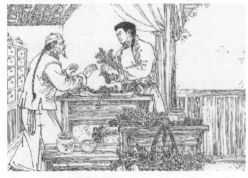

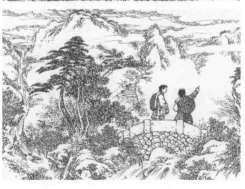

定。

正传见四周杉树林立，灵机一动，取树皮为其捆扎。杉树皮柔韧异常，又可灵活造型，比中原伤科之柳木夹板多出无数好处。正传带小鹿回家，调治半月，小鹿竟活泼奔跑如初。

于是他潜心研究，终于创立杉树皮夹板固定骨折技术，为人救治，屡收奇效，名气始开，四方受伤山民慕名而来。

虽然杉树皮夹板技术在治疗上屡收奇效，但无法解决病人最受不了的苦——骨折后手法复位时的奇痛，特别是孩子和老人，往往忍受不了疼痛而挣扎过度，甚至休克。章正传又心疼又焦急，可是试过无数麻醉药方，都无法收到理想效果。他甚至请来黄岩城最有名的草药先生共同研制，也都以失败告终。

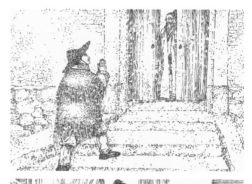

这时，有人指点他说，括苍山里有一位高人，深研草药，特别是其珍藏的一张麻醉古方，具有当年神医华佗疗伤祛痛奇效。

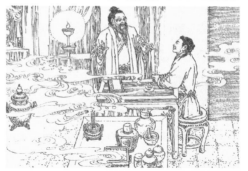

正传闻之，兴奋至极，打听清楚地点，也不顾当时正下着漫天大雪，打起行囊，备好干粮，当日便启程前往括苍深山，寻找传说中的高人。

章正传在深山中找了两天，终于找到了高人隐居之地，却是一个小道观。可是，道观主人听说章正传是来讨秘方的，便不客气地把他请了出去，闭门不见。

章正传无法，只得跪在雪地上，恳请道长赐予秘方，以解黄岩乡民骨伤之痛，并说此方不得，就是跪死雪地，也绝不回去。

可那道人心如磐石，不管章正传怎样恳求，就是不开门。章正传就这样在雪地里跪了整整一天一夜，饥寒交迫，直至快要晕倒之时，道观的门突然打开了。

道长哈哈大笑，把章正传接了进去。原来，他是有意考验章正传的诚心，以免秘方落入好功喜利之徒手中，章正传以自己的坚毅和仁厚通过了考验。

在道观居住数日，道长与章正传彻夜长谈，对正传的人品和医术都颇为称赞，终于决定把麻醉秘方无偿赠予章正传，章正传万谢道长，离开道观。

章正传回到家中，与其传人在此方基础上，通过不断改良，终于研制成功章氏骨伤独有的麻醉药，为无数骨伤患者减轻了疼痛之苦，章氏骨伤也由此声名大震。

章如奎医德服"圣手"

第二代传人章如奎，性格温厚，继承了父亲章正传"世代从医"的遗志，开设了保春堂，立堂坐诊。

章如奎一生最讲医德，立有家训，凡后代有行医者，必以仁德为先。据说他曾把老僧当年所书的"诚心诚德"四字正式记入章氏家谱，以明行医之训。

对于穷苦伤患，如奎均不收取半银。山民感其恩，常常携野味瓜果以报答，但如奎均劝其不必挂心，有时反而以自家蔬果相赠。于是，保春堂门边，经常放着不知何人送来的乡土特产。章氏口碑不胫而走，台州六县，不时有骨伤患者慕名而来。

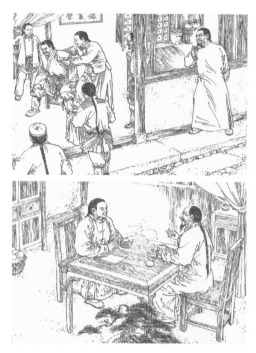

时有温州骨伤医家，人称"张圣手"，自视甚高，闻焦坑章氏之名，心有不服，上门讨教。其偷偷立于保春堂窗外观察

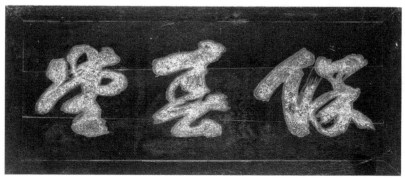

良久。

"张圣手"见如奎待病人犹如亲人，医术高明，为人却极谦逊温和，自愧不如，甘拜下风，反与如奎结为好友。

传说有一乞丐，因要饭被人嫌，招致一顿恶打，双腿骨折，伤口溃烂流脓，躺在路边等死。

章如奎发现后，不嫌弃其又臭又脏，把乞丐接回家中。章如奎还为其擦身沐浴，精心治疗，直至伤愈。

最后，章如奎还赠给他回家的盘缠。送其归乡之时，乞丐感激涕零，长跪不起。这个故事也成为章氏行医的一桩美谈。

江县长旧疾逢妙手

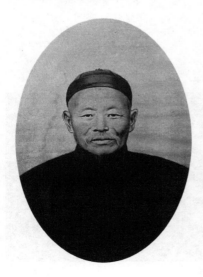

如奎之子章玉堂，是章氏第三代传人，年少时就对家传骨伤医学产生了浓厚兴趣，学习刻苦，非常勤勉。他在祖传医术的基础上，潜心钻研中医治伤精要，博采众长，发展总结出一套内外兼治的理、法、方、药。章氏骨伤科至玉堂一代，渐成体系，治疗伤病，每获奇效，从此医名大振，人称玉堂公。

1927年，时任黄岩县长的江恢阅，因早年参加辛亥革命时，腿部受过枪伤，时常发病，苦不堪言。当时他求遍了各大医院的中西名医仍不见好转，都说要终身残疾。

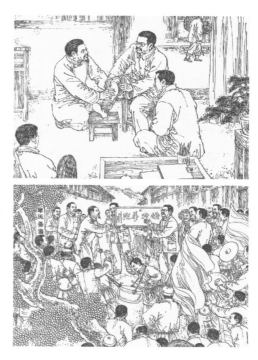

这一日，江恢阅谒见章玉堂求医，说起腿跛原委，章玉堂当即诊断，此伤虽旧，但凭借章氏医术，可助其康复。

绝望中的江恢阅抱

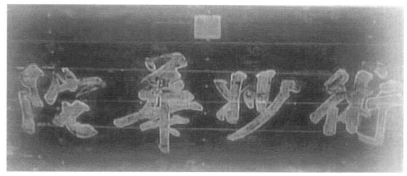

着姑且一试的态度,让玉堂为其治疗。玉堂运用麻醉技术,用器械取出他腿上的弹片,并敷以珍珠散等药。在章玉堂的精心调理下,伴随江恢阅十多年的病痛豁然解脱,行走如初。

江县长兴奋至极,亲笔题写匾额"术妙华佗",敲锣打鼓相赠(该匾保存至今),并且在黄岩县城置业一间,邀请玉堂坐诊。

匪首与盗贼

民国时,有黄岩山匪首领罗国良意外跌伤病危,闻玉堂公医术高明,派人三请先生。但玉堂均推辞不去。

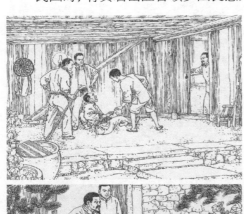

山匪再三恳求,章玉堂提出如若医治,须答应三项条件:一、不得再骚扰西乡乡民;二、不得抢掠穷人财物;三、不得伤害无辜。

匪首无奈,只得一一应允,玉堂方出手救治。时至今日,黄岩西乡一带仍流传着玉堂约法保乡民的故事。

民间还流传有一个章玉堂劝贼的故事。有一盗贼，以为章氏医名在外，定是富家，于是半夜上梁行窃，不料失足掉下。盗贼腿骨骨折，被章家捉个正着。

家人要送官时，被章玉堂止住并劝说盗贼，若从此改邪归正，不但不送官，反会替他医治，若不及时治疗，恐怕此腿残废。盗贼当即发誓改恶从善。玉堂便留下盗贼，为其治伤。

盗贼腿伤痊愈后，章玉堂还送其大洋，劝其做小本买卖，盗贼感激涕零，三拜而别，从此改邪归正，重新做人。

医者爱国心

民国18年（1929年）4月，黄岩中国共产党地下党县委发动了打盐厫暴动，抗议不法奸商与反动官僚勾结导致食盐价格猛涨，但受到国民党反动派的残酷镇压，负伤众多。

章玉堂闻之，主动找到伤员，给他们精心调治，为共产党地下革命立了一功。

抗战时期，日机多次轰炸黄岩县城，章玉堂在县城的诊所也被炸毁，章家不得已回到焦坑。县城被炸，群众死伤惨重，玉堂义不容

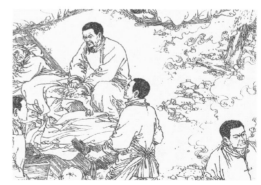

辞，率领章氏子侄前往治伤。

日军侵入黄岩后，闻章氏骨伤大名，欲找玉堂为其伤兵诊治，玉堂听到风声，带领全家外出避难，不肯为日军医治。日军痛恨之极，烧毁章家诊所老屋。

章玉堂自家诊所被毁后，曾在黄岩县城两大中药铺项益兴和沈宝山逢市轮流坐诊。每逢市日，病人云集。章玉堂对待病员总是和颜悦色，一一细心调治。对于乡民贫困者，不但分文不取，还慷慨解囊，他的医道医德，广为传颂，并为后辈楷模。当时传有民谣："抓药到沈宝山，正骨找玉堂公。"

章宗清雨夜出诊

第四代传人章宗清，系章玉堂先生次子，性格耿直，青年时即随父学医，已得章氏骨伤疗法精髓，医技精湛。

有一年夏天，台风来袭，章宗清正患风寒，在家疗养。入夜，有

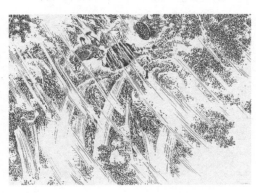

位病人家属找到章家，说家人被土墙压倒，无法动弹，情况危急，希望宗清前去施救，章宗清听闻，不顾自己头痛脑热，带病出诊。

当时风雨交加，路

面墨黑湿滑，大水冲毁了道路和桥梁，情急之中，轿夫和章宗清不慎坠入河中。

尽管人被救起，但无疑给身染重疾的宗清雪上加霜。不久，病情加重的章宗清便英年辞世，章宗清的去世实为章氏一大损失，但其舍己为人的高尚医风成为后代传人的光辉典范。

章显法与时俱进

宗清之子，第五代传人章显法自幼天资聪颖，六岁丧父，十二岁师从祖父章玉堂，十五岁便独立行医。继承祖业后，潜心钻研骨伤医术。显法从小立志，要将章氏骨伤发扬光大。

1954年，伤科章显法诊所开业之际，其岳父黄岩名中医项国梁特赠对联一副："丕显丕承克绍箕裘扬祖德，可法可则精攻技术厚民生"，以示鼓励。

随着工业化的发展，骨折损伤更加复杂严重，有些创伤需要通过西医手术的方法来治疗，章显法不拘泥祖传中医技术，对西医也广泛涉猎，博采

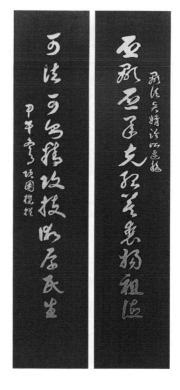

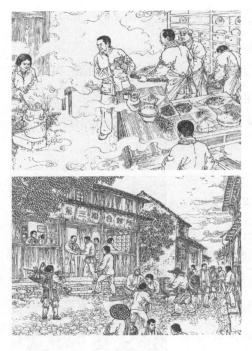

众长，高瞻远瞩地提出中西医结合治疗骨伤。

章显法在章氏祖传药方的基础上，又独创了"万灵膏""八厘散""金疮定痛散"等，外用或内服均具特效，沿用至今，并总结出了章氏骨伤的理论基础、手法要诀，形成了完整的治疗骨伤体系。章氏骨伤从章显法开始，走上了一条内外并蓄、中西医结合的新路。

章显法一直强调要与时俱进，不能故步自封。除了让诸子进修西医外，20世纪60年代，他还吸收现代科技来提高传统的中医骨伤疗效，在当地率先引进了静电摄片X光机。

由于当地还没有通电，他请来大学物理专家因地制宜改进X光机，创造性地利用拖拉机发电为机器提供电力，来弥补农村地区放射检查条件不足的缺陷。

除了家传杉树皮固定外，他还引进了西医骨科里的石膏固定法，与传统手法相结合，取长补短，大大弥补了传统医术的不足，20世纪60年代曾作为科技成果展出。他还善于灵活辨症施治，运用各类正骨手法，达到"法之所施，病人知痛骨已拢"的境界，并将各种牵引装置投入临床使用，以达到最佳治疗效果。

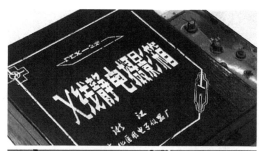

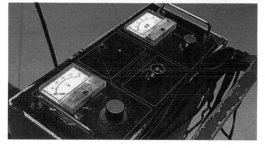

章显法对章氏骨伤的传播发展很早就有了清晰的规划，他着力培养自己的儿女从事医学工作。章氏第六代传人兴旺发达，人才济济。章显法有六子，岩友、友棣、再棣、智棣、加棣、由棣，全部继承祖业，成为骨伤科医生。

为造福更多的百姓，1980年，章显法应原黄岩第三人民医院的迫切要求，将事业已有成就的长子章岩友送到路桥，解决当地骨伤科医生匮乏的状况。后来章氏骨伤医院等医院创立，章氏骨伤科发扬光大，正印证了当年章显法的远见卓识。

精术济世，成人之美

章显法医师在焦坑老家治病，台州各地及乐清、永嘉等邻县的患者慕名而来，当时焦坑街上的人家都住满了病员，临时住宿成了当地村民的一项额外收入。为了救治病人，章显法任劳任怨，废寝忘食，长期生活的不规律，他得了严重的胃病，但他常常强忍胃痛，也要先医治病人。

宁溪有一个姑娘，临嫁前上山采猢狲浆，不慎从山岩上跌下，

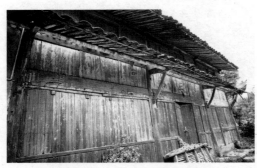

小腿严重骨折，有人说今后非瘸即拐，据此男方提出退婚，姑娘伤心欲绝。

章显法医师听闻此事，连夜启程赶往男方家，劝说其父母，如此勤劳的姑娘，将来定是个能干的好媳妇，退婚是你们家的损失，并承诺医好姑娘腿伤。

章显法来到姑娘家时，发现她家家徒四

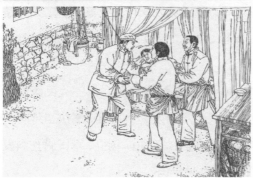

壁，一贫如洗，父亲是个老实巴交的山民。显法医师当下决定，把姑娘接回焦坑，为姑娘制订最好的治疗方案，还免去了姑娘所有的费用。

　　经过章显法的精心治疗，本已绝望的姑娘终于一天天好起来，能正常下地走路了。到姑娘结婚那天，章显法医师被邀为上宾，受到了乡亲们特殊的礼遇。章显法医师成人之美的善举也被大家津津乐道。

　　章显法医师一生为章氏骨伤的发展做出了巨大的贡献，他从医四十余年，兢兢业业为病员服务的精神，给黄岩人民留下了深刻的印象，医名播及临海、温岭、仙居、永嘉等地。

章岩友创立骨伤医院

　　章显法先生育有六子一女，章岩友排行老大，是章氏骨伤的第

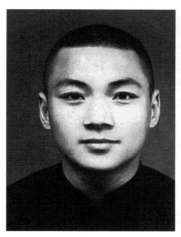
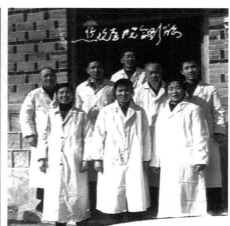

六代传人。章岩友聪敏好学，读书期间，成绩优异，颇得父母和老师欢喜，可是"文化大革命"开始后，章岩友被迫中断学业，回到家中跟父亲章显法学医。

父亲的言传身教，加上自己的大胆实践，章岩友对祖传的骨伤医术越来越得心应手，并在父亲的支持下，学习了西医骨科，祖传的医术加上现代医学科技，使章岩友逐渐形成了一套独特的中西医结合骨伤治疗方法。

20世纪70年代，章岩友进修归来回到焦坑行医，大力推行中西医结合骨伤疗法，疗效奇佳，年轻的章岩友医师用自己的实力和爱心取得了病人的信赖，成为父亲的左膀右臂。

1980年，章岩友来到黄岩县第三人民医院主持骨科工作。当年夏天，路桥街道良二村的张金德在为碾米机的皮带轮打蜡时，不慎

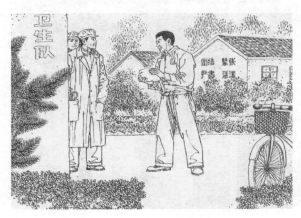

造成右手臂两根骨头断裂的开放性骨折，被紧急送往该院。

因为骨科建室不久，手术设备和器械还不齐备，章岩友就

亲自跑到驻路桥部队的卫生队去借。手术非常成功，成为黄岩县第三人民医院的首例骨科手术，章岩友为路桥骨伤科发展奠定了基础。

20世纪80年代，在改革开放春风的沐浴下，章岩友毅然从公立医院停薪留职，和妻子遵照"仁和清正、精术济世"的祖训，在路桥的十里长街重新开设了保春堂骨伤科，广施博济，造福桑梓。

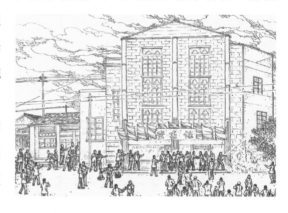

随着保春堂的开诊，远近病人慕名而来，章岩友医师夜以继日为病人诊治，人手忙不过来，便萌发了一个大胆的想法——自己创办一家骨伤科医院，把章氏骨伤科发扬光大。

但民营医院在当时还是个新鲜事物，各界都存在争议。为了实现心中的梦想，章岩友夫妇在缺资金缺政策的情况下，历经艰辛，在珠光集团老总李云清和洋洪村洪昌廉书记等众多朋友的帮助下，终于争取到有关部门的支持，获得开办医院的批文。

1997年，章氏骨伤科第六代传人章岩友携长子章允志在路桥区路北街道的一片荒地中间建起了路桥珠光医院（后改名曙光医院），开始招贤纳士，艰苦创业。建院伊始，新中国第二任卫生部部长钱信忠为医院亲笔题词——"弘扬章氏骨伤，造福人民健康"，为医院发展树立了信心。

2011年，为更好地继承和弘扬章氏骨伤传统，建设章氏百年品牌，曙光医院改名为台州章氏骨伤医院。

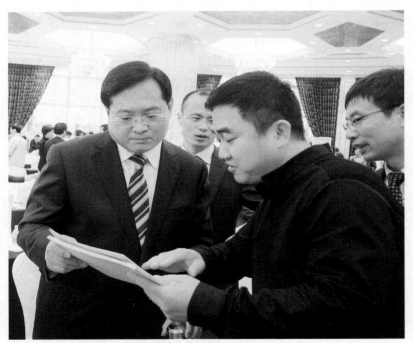

2014年4月19日，台州市市长张兵了解章氏骨伤医院

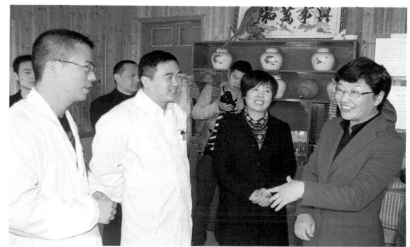

2012年11月27日，时任台州市副市长叶海燕考察章氏骨伤医院

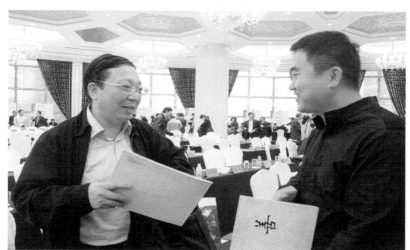

浙江省卫计委副主任马伟杭和章允志

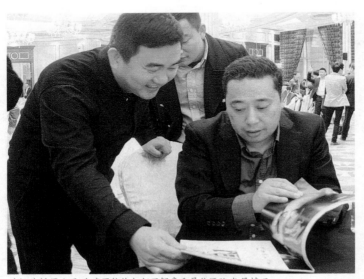

时任路桥区人民政府区长徐仁标了解章氏骨伤医院发展情况

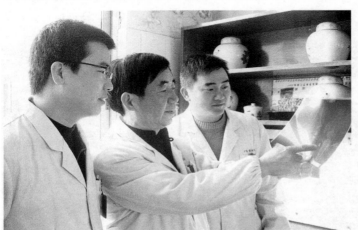

第六代传人章岩友（中）和第七代传人章允志、章允刚

20世纪60年代，伤科章显法诊所旧貌

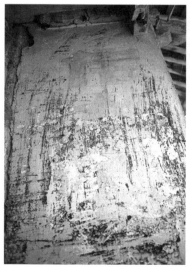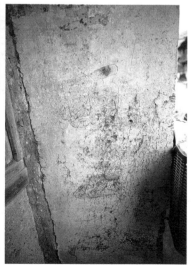

虽然历史变迁，但焦坑老街"伤科章显法诊所"字迹依稀可见

[贰]传承谱系

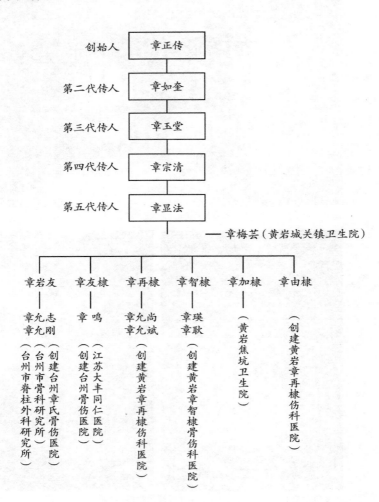

[叁]医德教育三字经

总序

彼章氏	七代传	精整复	专骨伤
百年术	济四方	弘国医	盛名扬

传篇

章氏祖	数正传	通武功	性豪爽
发善心	遇高僧	神医技	倾囊授
救小鹿	创杉板	永宁山	美名播
章如奎	承父业	保春堂	始立号
待病人	如亲人	穷苦家	不收银
张圣手	性高傲	斗医术	以德服
玉堂公	少有为	勤且勉	青于蓝
江县长	旧伤作	手到除	赠匾额
老妇人	知痛愈	接禽骨	震淞沪
山大王	请先生	约法三	保乡民
打盐廒	日机狂	伤者重	哀满城
冒凶险	率子侄	救伤病	积善德
章宗清	夜出诊	为患者	英年逝
留一子	唤显法	幼聪颖	有奇才
立大志	扬祖名	中西医	广涉猎

金玉方	正骨技	精研编	成体系
与时进	创新法	摄片机	首黄岩
忍心痛	布诸子	遍台州	福百姓
焦坑街	车马龙	废寝食	忍胃病
接续断	心力尽	天地感	黄叶泣
章岩友	第六代	西医精	祖术承
少年郎	骨碎急	路桥刀	第一例
先祖训	莫敢忘	十里街	复保春
苦创业	勤经略	立医院	展奇术
入非遗	国家级	设基地	广招徒
国之医	报民恩	章氏术	代代传

术篇

此医术	出佛家	七代研	开奇葩
重整体	内外兼	手摸骨	心已会
损于外	伤于内	气不贯	脏不和
先破血	再和血	后补血	辅活血
病缓急	伤久暂	体强弱	宜灵活
坠跌者	人如睡	面似纸	气若丝
医者见	需谨慎	脑无伤	方可治
肢体损	肿或痛	活动限	有畸形

骨错落　断二分　折而陷　碎而乱

或凹突　相其势　徐接之　心有数

症缓急　要分清　影像学　相结合

能整复　不开刀　用手法　自痊愈

宜轻柔　忌暴力　先放松　后理筋

众法门　要记牢　筋骨并　顾全局

手在摸　心要会　可拔伸　再牵引

旋转技　屈与伸　端提按　摇摆碰

夹分骨　折顶旋　或端托　或捺正

点穴道　理筋脉　施术间　即复位

辨要准　手要捷　力要巧　术要果

法所施　人知痛　骨已拢　断已续

敷以药　杉板固　不移位　松紧宜

祖传方　分内外　相配服　收奇效

消瘀膏　可退肿　化瘀散　祛血瘀

接骨散　止痛佳　续骨神　促骨合

十八珠　除风寒　壮筋膏　强筋骨

一盘珠　气自行　祛瘀汤　续筋脉

接骨丹　如仙汤　壮腰汤　乌头汤

养营血　通伤方　诸汤药　妙难言

辨伤位　明主症　选主方　增引药

顾理法　施方药　得吾术　苦恙消

德篇

医者意　父母心　仁且和　正乃清

仁为心　和为气　正为骨　清为神

昔神农　尝百草　为百姓　肝肠断

今我辈　志悬壶　仿先贤　苦无怨

大慈者　恻与隐　大医者　精与诚

病所病　痛所痛　患所患　急所急

病人赞　感其恩　病人疑　先责己

贫和富　视同仁　莫歧视　守隐私

心必专　言必柔　行必果　术必精

病人至　若亲人　勤探问　多关心

方要验　费要实　诊要严　人要正

事无微　俱谨慎　微不视　祸将至

戒骄躁　宜谦虚　戒粗劣　宜精细

戒嗔恨　宜随和　戒欺蒙　宜诚信

败大业　贪与懒　成大事　廉与勤

居其安　思其危　若不进　必后退

不陈腐　勿守旧　善学习　敢创新

严律己　宽待人　广交友　多善言
同事间　以诚见　互帮扶　通有无
爱和谐　纳诤言　取人长　补己短
重团队　莫争利　若存私　定添乱
身为本　行为用　身体损　事业休
不良癖　务去除　人整洁　居有律
躯常动　笑常开　海之大　纳百川
行医者　德为先　德在心　勤修习
承古今　贯中西　博施术　济世众

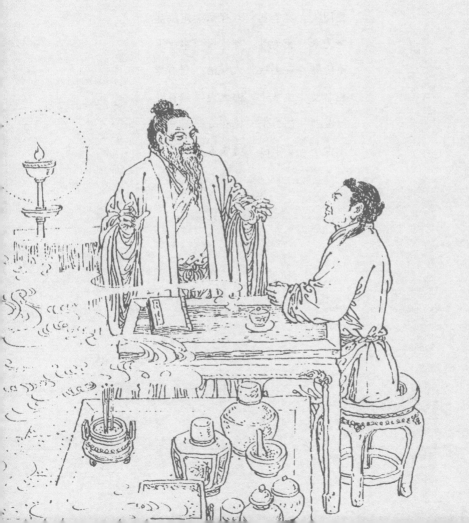

四、现状与保护

四、现状与保护

非物质文化遗产体现着中华民族的集体智慧，凝聚着我国劳动人民的丰富情感，是当代文化发展、创新的动力源泉，更是建设我们精神家园的重要基础。保护好非物质文化遗产，对弘扬中华民族优秀传统文化，推动社会主义文化大发展，具有重要而深远的意义。中医药学是我国优秀的文化遗产，章氏骨伤疗法作为一项传统医术，既是我国中医正骨的一个重要流派，也是我国文化遗产的重要组成部分。以非物质文化遗产的形式对其进行传承和保护，有着重要意义。

[壹]保护现状

1. 现状

章氏骨伤科第六代、第七代传人们在改革开放的时代大潮中，乘风破浪，秉承祖业，恪守家训，在各自岗位上尽心尽责，不断发扬光大章氏骨伤科，为创建百年品牌医院而努力。在台州创办了多家骨伤

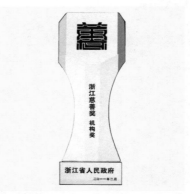

章氏骨伤医院获浙江慈善奖

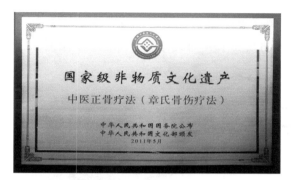

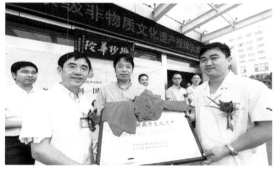

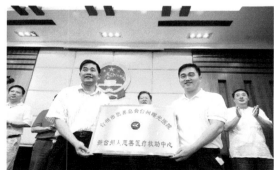

新台州人慈善医疗救助中心

科医院和门诊部，医治了千千万万伤病员。

目前，章氏骨伤科遍及黄岩、路桥、温岭、临海及江苏等地，开办骨伤科专科医院五家，其中台州章氏骨伤医院为国家二级甲等骨伤科医院，台州骨伤医院为国家三级乙等医院，在省内外享有很高的知名度和美誉度。

在章氏骨伤科第七代传人、台州章氏骨伤医院院长章允志的收集整理申报下，2009年章氏骨伤疗法被列入浙江省非物质文化遗产名录，2011年5月，国务院公布了国家级第三批非物质文化遗产名录，章氏骨伤疗法名列其中。

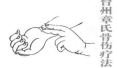

2011年章氏骨伤医院获浙江慈善奖，2012年，章氏骨伤疗法被确定为"台州市农村中医药特色专科"，2013年章氏骨伤科确定为台州市重点学科，2014年章氏骨伤医院被评为国家二级甲等医院。

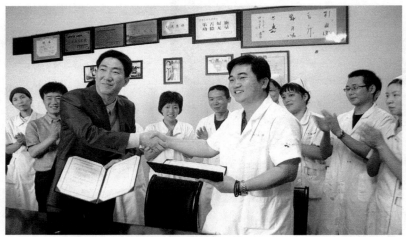

章氏骨伤医院和韩国骨科医院结为友好医院

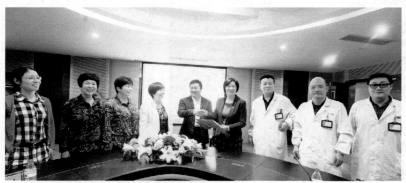

章氏骨伤医院和上海市第六人民医院结为合作医院

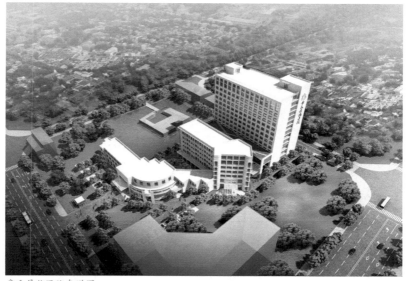

章氏骨伤医院鸟瞰图

2. 保护意义：传统医术的传承典型

章氏骨伤科发源于黄岩焦坑，传承七代，历时一百九十二年。章氏骨伤疗法有着独特的诊断、独特的治疗、独特的用药以及独特的疗效，是中国传统中医文化的积淀，是国粹的重要组成部分。它手法传统、治疗简便，有着疗程短、痛苦少、费用低、恢复快的优势，避免了手术治疗的外伤，符合中医"简、便、验、廉"的特点。尤其新中国成立后，章氏骨伤疗法救治了大批骨伤患者，在浙江省内外赢得了良好声誉。

2011年，章氏骨伤疗法列入国家级非物质文化遗产代表性项目，有着深远的影响。它体现了国家对中医药传统文化的重视，凸显了中医药文化在我国五千年文化长河中的重要地位。现实意义上，它将促进不同学派、不同风格、不同流派中医药学术的交流，更利于形成百花齐放、百家争鸣的学术氛围；对促进中医中药发展，唤醒人们的保护意识，意义是显而易见的；特别是对纠正"废除中医"的片面舆论具有重要作用；更具体地说，它将激励更多中医人提升自己的诊疗技术和水平，为中医人树立成长的标杆。

近年来，以台州章氏骨伤医院为代表的传承基地大力挖掘和继承中医中药特色诊疗技术，弘扬中医中药并不断创新，做到治疗服务有特色，中西医结合有优势；鼓励医务人员发挥其技术长处，对章氏骨伤疗法的传承和保护起到了良性循环作用。同时，积极宣传，使之发扬光大，使更多的市民认可中医中药，扩大中医适宜技术的推广应用，让传统中医正骨手法使更多人受益。

章氏骨伤疗法几代中医传人对中医药事业的执着，时刻激励着中医药界的后来者。其中第五代传承人章显法是我们医务工作者学习的楷模和榜样。章氏骨伤疗法是一个大课堂，培养了一批又一批以章显法为代表的优秀骨伤科医生。他们有着共同特点：一生淡泊名利，为民着想，无私奉献。这种高尚的情操和大医风范，正是当前我们医德医风建设的目标。

[贰]传承措施

1. 保护的灵魂在传承

保护是为了更好的传承，传承就是最好的保护。章氏骨伤疗法的内涵，不仅包括优秀的传统正骨医术及行之有效的方药。更重要的是章氏骨伤疗法兼容并蓄、与时俱进、不断创新。而这正是章氏骨伤疗法得到国家、社会和民众认可的关键，也是该医术能够在浙江一带开花结果的原因。

(1)广泛性传承：打破祖训　广传衣钵

章氏骨伤疗法源于清道光三年（1823年），有着丰富临床经验和文化底蕴，在传承方面一直有着"传男不传女"或"传里不传外"的祖训。新中国成立后，章氏传人响应党和国家号召，开始传授女弟子、优秀年轻医生，这方面的祖训就此打破。第五代传人章显法将学术有成的子女章岩友、章友棣等人分别送到黄岩、临海等地，解决当地骨科医生匮乏的困境。据统计，章氏族人从业者七代，四十余人。章氏伤科遍及黄岩、路桥、温岭、临海以及江苏等地，开办骨伤科专业医院五家，诊所四家，大力培养正骨专业人才。

第七代传承人、台州章氏骨伤医院院长章允志就是培养出来的佼佼者。他幼承庭训，立志从医，尽得章氏骨伤科的家传疗法。他天资聪颖，学习勤奋，是台州市有史以来首个考入上海第二军医大学上海长征医院骨科、脊柱外科的研究生，师从我国著名骨科脊柱外科专家贾连顺教授。通过辛勤攻读，取得了硕士学位，还获得"优秀学员"称号。另外，他还得到了众多名家的指点，如上海华山医院手外科陈德松教授和"世界断肢再植之父"陈中伟教授等。

章允志现任台州市政协委员、台州市骨科研究所副所长、农工党路桥区主委、路桥区政协常委、路桥区首批名医工作室领衔人、市重点学科带头人。较早在本地区开展人工关节置换，率先进行颈椎伤病的外科手术治疗及基础与临床研究，传承发扬章氏骨伤科疗法。先后被授予路桥区专业技术拔尖人才、"感动路桥"十大先进个人、路桥区2011年十大"道德红榜人物"、台州市211人才、台州市拔尖人才、台州市优秀科技工作者、台州"创二代之星"、浙江省151人才。其主持的课题获中国人民解放军科学技术三等奖，在核心期刊发表学术论文十余篇。收集整理资料申报《章氏骨伤科》列入国家级非物质文化遗产名录。

(2) 活态化传承：兼容并蓄 有容乃大

章氏族人对于骨伤科医学的创新可谓由来已久。第三代传人章玉堂，就根据自己的治伤经验，发展出一套内外结合的理、法、方、药。尤其是对软组织损伤以独特的中草药和祖传的指法麻醉相结合，治疗效果十分显著。施行伤科手术，则采用中药（闹羊花、川草乌等）麻醉，或用蟾酥为主外搽皮肤麻醉，在当时也很为先进。对创伤病人，则用儿茶煎汤冲洗清疮，用儿茶与鸡蛋清调和外敷；用珍珠散生肌收口,治病多有痊愈。

　　而到第五代传人章显法,自幼天资聪颖,十五岁便独立行医。继承祖业后,章显法潜心专研骨伤医术,除了引进X光机,他还独创了万应膏、七厘散、金疮定痛散等,外用或内服均具特效。

　　到了今天,章氏的第六代、第七代传人依旧秉承着这种家族传统,在各个领域发挥着他们特殊作用。在路桥,第六代传人章岩友率先开展了骨科手术,为路桥医院奠定了骨伤科基础。在温岭,第六代传人章友棣运用中西医结合的方法对各类骨折损伤疾病的治疗别具一格。而在黄岩,第五代传人章梅芸是一位颇负声望的骨伤科女医师。目前,第六代传人章再棣开始在黄岩建设一个传承章氏骨伤疗法绝技的另一个基地。

　　章氏的创新精神不但体现在医学创新上,也体现在现代医疗机构的建立和管理上。路桥的章岩友在有关部门支持下,于1997年,与家人创办了台州章氏骨伤医院,现在该医院是一家国家二级甲等骨伤医院,在省内外有着较高的声誉。1995年6月,章友棣成功创办了台州市首家股份制合作医院——温岭骨伤科医院。如今该院在产权制度改革方面的成功经验已成为卫生部鼓励多种经济形式兴办各类医疗机构的一个样板。

(3) 价值式传承:仁和清正　精术济世

　　台州章氏骨伤医院作为章氏骨伤疗法的传承基地,近年来,在院长章允志的科学管理下，全院职工的共同努力下，弘扬中华骨魂，发扬大医精神，对章氏骨伤疗法的保护工作发挥了历史性的重要作用。

医院对于章氏骨伤疗法的传承与保护非常重视，在培养年轻一代方面做了很多工作，强调"仁和清正、精术济世"。在技术上，强调不仅要治好病，还要以最省钱的方式治好病，强调能不手术就不手术，能做小手术就不做大手术；在对待病人的态度上，永远是"病人重要于医生"。在培养年轻一代上，不仅要有物质上的保护，更要做好精神上的鼓励与引导。

章氏骨伤医院主张"术德并重"，医院的院徽是三个红色的葫芦外形线条勾勒，无限扩张发展，形成年轮造型，寄寓着章氏骨伤百年传承发展、悬壶济世、大医精诚的精神理念。

"我们面对的是人，不是机器，所以社会责任很重要。"章允志说，"不仅要做名医，更要做'明医'，要了解疾病，更要明白事理，关怀社会。"

章氏骨伤医院一直把"方便病人就医"放在首位，尽可能为他们创造有利的就医条件。

(4)理论性传承：深入挖掘　与时俱进

章氏骨伤疗法的历代传人善于总结和挖掘，善于把传统骨伤疗法与现代医学相结合。章氏传人们认识到，只有把传统中医与现代医学相结合，优秀传统中医文化才能在现代社会展现出更加旺盛的生命力，才能更好地传承下去。在现代条件下传承优秀传统中医文化，坚持古为今用、推陈出新的原则，培养既有深厚传统文化底蕴，又有现代文明素养的医者。让章氏骨伤疗法大医精神一代一代薪火相传。

第三代传人章玉堂以祖传医术为基础，潜心钻研，发展出一整套内外结合的理、法、方、药和接骨治伤疗法。第五代人章显法积极吸收现代科技来提高传统的中医骨伤疗效，率先在台州地区引进X摄片，并将各种牵引装置投入临床使用，开创了章氏骨伤疗法（章氏骨伤科）和现代科技相结合的先河，医名享誉浙东南，并远扬至浙中、浙北和福建等地。20世纪70年代以来，第六代传人章岩友率先在焦坑卫生院开展了四肢骨折内固定手术，中药内服外敷结合清创术治疗开放性骨折，内外兼治、中西医结合，有效地减少了骨折后的并发症如骨折延迟愈合、治疗时间长、骨质疏松、肌肉萎缩、肌腱粘连、关节僵硬、畸形愈合等现象的发生。很多西医骨科认为必须行切开复位内固定的近关节甚至是关节内骨折，中医通过闭合手法整复，夹板外固定或经皮穿针固定，分期内外用药，早期进行合理的功能锻炼等方法治疗，取得了良好的疗效，既减小了病人的痛苦，又减轻了他们的经济负担。第七代传承人章允志总结整理了《章氏骨伤疗法》，成功列入国家级非物质文化遗产保护名录，编印了《章氏骨伤疗法》连环画，投资拍摄《章氏骨伤疗法》纪录片等。

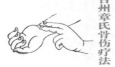

"章氏骨伤疗法一直在传承中创新。"章允志说，章氏骨伤疗法拥有太多的光环，给传承人留下了巨大的精神财富。但过去终究已成历史，传承人们唯有不断总结和挖掘才对得起祖辈留下的荣誉。

优秀传统中医文化是发展现代医学的深厚基础，应全面认识传统中医文化，取其精华、去其糟粕，使优秀传统中医文化成为新时代鼓舞人民前进的精神力量。

"认真系统地总结章氏骨伤疗法的学术思想和宝贵经验，目的是对一个阶段的工作进行全面、深入的回顾和思考，归纳概括成功经验和规律性认识，及时发现工作中存在的问题和缺点，与时俱进，进一步开创章氏骨伤疗法发展新局面。"章允志这样认为。

2. 传承代表性基地：台州章氏骨伤医院

开创历史不易，坚守传统更难。承载着公益性质的医疗机构在"以利为先"的社会趋势中何去何从？章氏骨伤就是"正能量"的样板。章氏骨伤的历史可追溯至清朝道光三年（1823年），现任院长章允志是章氏骨伤的第七代传人。顶着"台州市拔尖人才""台州市优秀科技工作者""浙江省151人才"等众多荣誉的章允志，给人的第一印象是亲和，这一气质与医生的职业相符。比起闪亮的头衔，他始终坚持"仁和清正、精术济世"的核心价值观，在浮躁的现实环境中显得愈加可贵。

自小便立志要创办骨伤医院

章允志生于1972年，从小在黄岩焦坑长大。在他的记忆里，自己是看着爷爷和父亲给病人治疗骨伤长大的。那时，就有不少骨科病人不顾路途遥远，上门求医。在20世纪80年代，有些在工厂里受伤的工人，需要通过军用飞机送到上海第六人民医院接受断指再植手术等治疗。年轻的章允志就立志，今后在台州本地开一家专业的骨伤医院，提供该治疗技术。

20世纪90年代，脊柱外科的研究与治疗还是一块空白。章允志听从了父亲的建议，考取了当时国内实力最强的上海长征医院骨科、脊柱外科的研究生，师从我国著名骨科脊柱外科专家贾连顺教授。

1997年，经过两年时间的筹备，章允志和父亲章岩友建立了台州章氏骨伤医院，实现了儿时的梦想。医院甫成立，就立足于高起点、新科技，不但引进了先进的美国通用电器公司第三代CT，双人双目显微镜，各类脊柱外科、显微外科等器械，还在路桥率先购置了进口飞利浦C形臂X线机。这些先进的医疗设备，为医院开展骨科新手术打下了良好基础。

经过多年发展，前来就诊的患者人数每年成倍增长，原有的医院病房、设备等无法满足患者的需求。2006年，台州章氏骨伤医院进行了扩建，面积从原来的五千平方米增加到一万平方米，医疗设备较之以前也更为先进。现在，拥有五百张床位的综合住院大楼正在筹建中。大楼的建成意味着医院能提供更完善的医疗服务，这也正是章允志目前最大的期待。

传承父辈精神，形成自身独特文化

医院能有今天的成就，与章允志的努力密不可分。但是，章允志认为，要论人格、论精神，自己始终超越不了父辈，只能做到传承。

一谈到祖父辈，章允志的脸上就流露出崇敬的神情："20世纪60年代末，我爷爷章显法率先在焦坑引进X摄片，弥补了农村地区放射检查条件不足的缺陷，并将各种牵引装置投入临床使用，可以说开创了章氏骨伤科和现代科技相结合的先河。70年代，我父亲在焦坑卫生院开展了骨科手术，那时候条件还很差，以当时全国乡镇的条件，很少能开展这样的手术。他们的敬业态度和创新精神，很值得我学习。"

对于传统和现代医术的关系，章允志有自己的一番见解："中医的传统美德是行医的根基，自古以来的名医都是我们的榜样。而西医的核心，强调的也是整体观念和辨证之治。比如，西医对受伤病人进行评估之后才会给出具体的治疗方案，甚至考虑到病人精神方面的因素，这种从整体为病人考虑的思想和中医其实是一致的。因此我认为，中医和西医的区别不是很大，广泛流传的所谓'中西结合''西为中用'的说法并不恰当。我不会把中西医、传统医术与现代疗法分得太开，只要能治好病人，就是好的治疗方法。"

作为医院的掌舵人，在行政管理方面，最让章允志骄傲的是培养了一支平均年龄三十三岁的队伍。医院的骨干被输送到上海长征医院、北京积水潭医院、香港大学玛丽医院等进修学习，并与韩国最大的骨科医院釜山神腾医院展开交流合作。

章允志介绍说，得益于年轻的工作团队，医院工作氛围充满朝气。他们以"医者"的身份要求自己，不过分计较个人收入，讲究团队合作，以人为本，把病人的安全放在第一位。

"医院的持续发展依赖于文化传承和技术创新。"章允志表示，只有立足于"以人为本"的精细化管理和不断的技术创新才能使医院具有核心竞争力。"现在，我们常挂在嘴边的一句话是，让病人尊重医生。我希望提供平台，让团队里的每一个人都在医院里面成长、修身、利他，让医院变成'修行'的场所。"

热衷公益，成台州市首个获"浙江慈善奖"医疗单位

像很多企业一样，章氏骨伤医院每年都会有固定的资金投入慈善活动。

2007年，浙江省首家"新台州人"慈善医疗救助中心在曙光医院（即台州章氏骨伤医院前身）成立，外来员工可凭慈善医疗救助卡享受每人每年六百元的医疗救助。至今，已有三千余名外来员工获得救助。2008年，曙光医院捐资一百万元与路桥区慈善总会、区残联共同成立了"曙光截瘫爱心基金"，为截瘫病人免费看病。2011

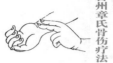

年,章氏骨伤医院被授予"浙江慈善奖",成为台州市第一个获此殊荣的医疗单位。

在两年前的采访中,章允志曾提出要打造亚洲一流的骨伤科医院。至今,他仍坚信这一梦想可以实现:"一来,我去国外医院考察过,国外开展的手术、营造的服务环境,我们也不难做到。二来,医院的建设靠的是整个团队的配合,我对自己的团队有信心。"

一路走来,章允志身上体现了"做人"与"行医"的融合,正应了台州章氏骨伤医院的院训——"仁和清正、精术济世"。对此,章允志解释道:"前四个字是中国传统的核心价值观——仁爱、和谐、清廉、正直,后四个字是讲医生的修为——提高技术,为病人服务。"

3. 开发利用: 活起来 走下去

非物质文化遗产不断发展的特性以及它本身存在形态的复杂多样性决定了非物质文化遗产保护是一个复杂的系统工程。要做好非物质文化遗产保护工作,必须要坚持政府主导、社会参与、明确职责、形成合力、长远规划、分步实施、点面结合、讲求实效的工作原则,贯彻"保护为主、抢救第一、合理利用、传承发展"的指导方针,让非物质文化遗产充分发挥促进社会主义和谐社会文化繁荣和经济发展,实现物质文明、政治文明和精神文明和谐发展的重要作用。

由于中医药文化对传统文化有很强的依赖性,传统文化的日渐式微也就决定了中医药文化备受质疑。西方医学的影响使我国传统医药受到严峻考验，中医药文化的民众认同感逐渐下降，群众基础逐渐减少，市场占有份额更是受到严重冲击。中医药文化亟须保护、传承与发展。

"让文化遗产活起来"是2014年文化遗产日的主题。2013年，习近平总书记在中共中央政治局集体学习时的重要讲话中提出"让收藏在博物馆里的文物、陈列在广阔大地上的遗产、书写在古籍里的文字都活起来"。努力展示中华文化的独特魅力，是非物质文化遗产传承人应该肩负的历史责任，是建设社会主义文化强国的应有之义。如何保护、开发和利用好章氏骨伤科，成了所有章氏传人共同的命题。

第一，建立科学有效的传承机制。构建科学、系统、持久有效的传承机制是非物质文化保护的关键。一是要做好人才培养。章氏骨伤疗法应加大对传承接班人的选拔和培训力度，构筑人才发展平台，明确传承人传艺的权利和义务，确保人才的延续，提升知名度和竞争力。二是做好规划建设。章氏骨伤疗法要深入社会广泛征求专家、学者意见，进一步明确方向，制定相关保护实施意见，明确长远规划和近期目标，加大资金人才的投入，建立保护传承机制。在规划中要分清轻重缓急，抓住重点，突出特色，打造品牌。三是扩大对外交流。善于解放思想，开阔眼界，通过交流学习，通过走出去和请进来的办法，不断借鉴国内外对于"非遗"保护的成功经验。通过博

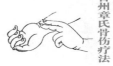

览会、展览会及各种区域文化活动交流展示"章氏骨伤疗法"，不断提升品牌形象。

第二，建立场馆，集中展示。申报国家级非物质文化遗产有一条标准：项目对维系中华民族的文化传承具有重要意义，同时因社会变革或缺乏保护措施而面临消失的危险。为此，章氏骨伤疗法坚持非物质文化与物质文化遗产相结合的原则，善于借助物质文化遗产为载体搭建展示平台，不断挖掘和丰富"非遗"的精神内容和品质内涵。根据章氏骨伤疗法保存较好的特点，建立"章氏骨伤疗法展览馆"做集中展示，介绍章氏骨伤疗法技术特点，陈列实物、照片等，并对外开放，让更多的人去认识和了解"非遗"。加大资金投入，修缮至今有一百九十余年历史的黄岩焦坑故居。我们不仅是保护其原貌，更需要借助大量鲜活生动的"非遗"内容，不断地还原章氏骨伤疗法的人文内涵和精神品格，做到形神兼备，意境犹存。

第三，发展中医药衍生文化产业。优秀的品牌文化是民族文化精神的高度提炼和人类美好价值观念的共同升华，中医药文化完全具备打造优秀品牌文化的潜力。一些反映中医药文化的影视节目深受广大观众喜爱，而且还出现了一批知名的中医药文化积极倡导者。这都是值得肯定的，对于宣传中医药文化，提高群众对中医药文化的认同感都将起到一定的积极促进作用。

品牌的力量是无形的，打造文化品牌是中医药提升国内外影响力的重要手段。章氏骨伤疗法的开发利用要特别注重创意性和内涵性，要从多层次、多维度思考，多手段、全方位地开发其中的文化价值和经济价值，使章氏骨伤疗法在弘扬传统文化、振兴民族医学的同时，通过切实可行的市场运作，实现文化保护和产业经济效益的良性循环互动。

传统中医药类非物质文化遗产的开发利用是大有文章做的，并且具有极好的发展前景。传统中医药的现代化道路是漫长的，需要不断地探索。加强中医药文化建设有利于提高我国文化软实力，有利于实现人人享有基本医疗卫生服务的宏伟目标，有利于中医药事业自身的发展。因此，加强中医药文化建设是一件功在当代、利在千秋的事业，希望中医药文化在我们这一代手中能够真正复兴。文化兴则中医药必兴。

后记

今年上半年，章氏骨伤医院非常荣幸地接到了浙江省文化厅和台州市文广新局要求国家级非物质文化遗产传承基地编写丛书的通知，我们义无反顾地承接了此项任务。从科普出发，诠释和编写了《台州章氏骨伤疗法》。章氏骨伤疗法具有独到之处，得到患者的青睐。多少年来章氏骨伤科秘法靠心传口授，传内不传外，只在黄岩焦坑的古村落为百姓诊治。随着国家改革开放，章氏传人在国内开办了多家非公立医院，继往开来，使章氏骨伤疗法得以继承和发扬，2011年列入国家级非物质文化遗产名录。章氏骨伤疗法七世相传，历史较为悠久，由于编者水平有限，时间仓促，不当之处在所难免，恳请读者指正。

《金刚经》云：若菩萨无住相布施其福德不可思量。亦如《大医精诚》所云：凡大医治病，必当安神定志，无欲无求，先发大慈恻隐之心，誓愿普救含灵之苦。作为章氏骨伤科第七代传人，少年时代在祖父辈身边耳闻目睹他们无数次的接骨续断、治病救人，给我们留下了难以磨灭的记忆。他们对我们教导最多的是"术德并重""仁和清正""禅、武、医兼修",具备了心怀慈悲的好医德、强健的体魄、精湛的医术才能成为一位"利他"的好医生,使得医疗事业得以传承和发展,基业长青。

在编写此书的过程中,父亲予以极大的支持和勉励,对书中不少细节提出修改意见。此书中采用了盛元富老师《章氏骨伤医院的故事——一个江南骨科世家的百年传奇》连环画的部分插图,在此表示感谢。同时,还要感谢台州市文化广电新闻出版局李秋宁老师,知名作家郑九蝉先生、官锦华先生,以及社会各界人士对章氏骨伤疗法的关心和支持。衷心感谢杭州师范大学人文学院历史系教授朱德明最终审稿,对书稿进行了全方位的修改。《荀子·解蔽篇》云:"识贤谓之明,辅贤谓之能,勉之、励之,其福必长"!愿章氏骨伤疗法在社会各界的扶持下开枝散叶、历久弥新!

2015年11月20日

责任编辑：潘洁清

装帧设计：薛　蔚

责任校对：朱晓波

责任印制：朱圣学

装帧顾问：张　望

图书在版编目（ＣＩＰ）数据

台州章氏骨伤疗法 / 章允志, 章允刚编著. -- 杭州:
浙江摄影出版社, 2015.12（2023.1重印）
（浙江省非物质文化遗产代表作丛书 / 金兴盛主编）
ISBN 978-7-5514-1164-6

Ⅰ.①台… Ⅱ.①章… ②章… Ⅲ.①骨损伤—中医
治疗法 Ⅳ.①R274

中国版本图书馆CIP数据核字(2015)第277713号

台州章氏骨伤疗法
章允志　章允刚　编著

全国百佳图书出版单位
浙江摄影出版社出版发行
　　　地址：杭州市体育场路347号
　　　邮编：310006
　　　网址：www.photo.zjcb.com
制版：浙江新华图文制作有限公司
印刷：廊坊市印艺阁数字科技有限公司
开本：960mm×1270mm　1/32
印张：7
2015年12月第1版　　2023年1月第2次印刷
ISBN 978-7-5514-1164-6
定价：56.00元